TEMOIGNAGE

VIVANT, DANS UN CERCUEIL DANS LE CIEL .

PRISON SANS PORTE NI FENÊTRE…DANS LA TÊTE ?

Cas de dépersonnalisation perpétuelle.

Description, cause et résolution proposée d'une " schizophrénie ou psychose à part ".

Mon trouble.

But du " jeu " : Trouver la sortie !

BRUNO TOURNEUR

Vivant dans un cercueil dans le ciel. Bruno Tourneur.

Je me suis réveillé un matin à l'âge de 19 ans et je ne me sentais plus dans mon corps, je ne me reconnaissais plus dans le miroir. J'ai demandé à une psychiatre ce que j'avais. Elle m'a dit : Psychose. Je lui ai demandé si c'était curable. Elle m'a répondu : non.

Je lui ai demandé : que puis-je faire ? Elle m'a dit : je ne sais pas, faites Sherlock Holmes.
« - Alors d'accord !. Incurable ? C'est le défis ! »

25 ans de recherche, envers et contre tous, par la force des choses, et je suis à un centimètre de guérir.

Vivant, dans un cercueil dans le ciel, dans un endroit des cieux inapproprié.
Un endroit qui n'est pas fait. Ou qui n'est pas fait pour s'y arrêter. Ou pas fait pour y exister...en vie ou après la vie.
Pourtant, je suis à cet endroit, pourtant vivant, pourtant conscient...depuis 25 ans. Entre le ciel et la terre, entre la vie et la mort. Mais pas comme tout à fait vivant, pas présent et pas encore mort. Un endroit intermédiaire reconnu de personne, ni des vivants, ni des morts.
Pas vivant, pas mort, pas mort-vivant, ...mais «vivant-mort ».

Pas de plan, pas de carte.
Pas de route, pas de chemin.
Pas de boussole.
Ce n'est pas perdre le nord. Là, ici, il n'y a pas de nord.
Pas de « lumière ».

De toute façon, même si on trouvait un nord, on n'a pas de membres pour se déplacer, pas de corps.

Voilà, c'est sympathique!
On va se débrouiller avec ça. (sourire)

J'y pense : Il n'y a pas de temps non plus. Ou alors les secondes sont des siècles...et encore, ce n'est pas sûr du tout.

But du " jeu " : Sortir de là !

Quand tu auras trouvé la solution, au bout de 20 ans. Ce qui est déjà exceptionnel. Qu'il te faudra l'aide d'une personne pour mettre en œuvre cette solution. Tu verras 100 personnes. Mais aucune ne t'entendra, ne te croira ou ne te comprendra.
On te dira fou ou avec une demande inconsidérée. On te dira que si tu n'as pas trouvé cette personne au bout de 100, c'est que cette personne n'existe pas. Dans le meilleur des cas, on t'indiquera que ça dépasse les compétences.
Ou comme tu diras comment il faut faire (toi seul peux savoir, imagine-t-on), tu essuieras immanquablement un refus car le thérapeute sentira qu'il perd le pouvoir de son statut.

Débrouilles-toi !

Tu attraperas une maladie physique qui ne sera pas reconnue. Qui de toute façon, n'a pas de remède. Une atteinte qui attaquera tes chances, qui voudra effacer ta pensée.

Tu résisteras comme tu peux !

Si vous avez un proche atteint de troubles mentaux, même bénins, anodins, voici un exemple avec ce livre de décodage de son comportement étrange.
Ou si vous voulez vous amuser à tester vos connaissances en psychologie,
Jouez à faire le psy. Sourire

Vivant dans un cercueil dans le ciel. Bruno Tourneur.

J'écris ce livre parce que cela me fait PLAISIR.
C'est déjà une victoire en soi.

Pour m'amuser
(sourire)

INTRODUCTION.

Je suis allé voir LAURAINE, par surprise.
Je lui aurais demandé la permission, elle aurait refusé.
Nous avons parlé agréablement.
Elle était différente, équilibrée.
Je n'avais donc plus à m'inquiéter pour elle.
J'ai repris la route pour rentrer.
C'était donc fini entre nous.
Il fallait que je m'y fasse.
J'étais néanmoins heureux quelque part qu'une telle personne existe.
Je la trouve si douce et profonde.
Comme sans but désormais, seul avec moi-même, l'idée de ce livre m'est apparue telle une ultime action... ou un nouveau départ.

...

Au début du livre, je ne suis pas trop bien. J'écris mal.
Rien de grave, rassurez-vous.
Rien...

Je vous souhaite bon voyage ! (sourire)

Vivant dans un cercueil dans le ciel. Bruno Tourneur.

Le : " avec moi-même " est important.
En effet car " normalement " c'est seul, sans moi-même…

. . .

J'ai eu un moment de lucidité et j'ai pensé écrire un livre.
Ce moment clair est parti. C'est normal, rien ne dure chez moi... Cependant, je retiens l'idée.

J'ai comme plusieurs personnalités (surtout deux) qui ne se reconnaissent pas entre elles, alors ce n'est pas facile d'avoir un projet.
D'ailleurs tout ce que j'entreprends rate.
Nous verrons bien avec ce livre. (sourire)
Tout rate. Ce qui s'explique : nous le constaterons par la suite.

Bon je vais raconter mon histoire, ça va être drôle...pour moi. (sourire) [pas sûr...]

Je vais essayer de mettre toutes mes personnalités dans le même sens. En effet, sinon, elles s'empêchent les unes, les autres.
Je pense particulièrement à l'une d'elles : une personnalité meurt facilement et met trois jours pour revenir. Cette dernière est la plus intelligente, alors je vais en avoir besoin.
Oui c'est mieux.

Là, elle est morte depuis ce matin.
On devrait la voir apparaître petit à petit..., bien que la différence ne se voie pas forcément, d'après ce qu'on me dit...

Quelle embrouille ! allez-vous penser !
(sourire)

Vivant dans un cercueil dans le ciel. Bruno Tourneur.

Avant de commencer, je m'auto-sabotais pour écrire ce livre. J'avais l'impression que l'encre de mon écriture allait s'effacer automatiquement car ce que je dis viendrait d'un autre monde, sortirait "comme" d'un autre espace ...qui existe ou pas (?)

Ce gommage s'explique aussi, on le verra.

J'ai principalement deux personnalités. Pas en même temps.
C'est l'une pour un moment, puis l'autre après...et avec une certaine action, la première réapparaît.
Cette alternance a sa cause également.

D'ailleurs, là, maintenant, je vais attendre que la plus intelligente revienne, qu'elle revive.
Elle vérifiera ce que j'écris là, car, je ne me rends pas bien compte de ce que je dis.

Alors à dans trois jours ! (sourire)

DEUXIÈME INTRODUCTION.

Trois jours après...

Bon ! L'autre personnalité est venue mais elle était très déprimée.
Alors je l'ai enlevée.

Nous allons faire sans pour l'instant.

Remarque en passant :
Elle a peut-être de quoi être déprimée cette partie qui meurt parfois, si curieusement.
Mourir : Quelle idée aussi !

Peut-être de quoi déprimer, oui, dis-je :
- En effet, je suis au chômage longue durée, après quatre licenciements économiques en tant que technicien et une faillite (radiation).
- Récemment séparé (en commun accord) après 13 ans de mariage, avec la garde de mes fils ALEX 10 ans, MATHIEU 8 ans et PAUL 6 ans.
- Quelques problèmes de santé.

- Un petit chagrin d'amour avec une nouvelle femme que j'aime(ais) et qui m'aime(ait) mais qui est mariée et veut le rester : LAURAINE.

Bref !

Et elle a une raison spéciale également (et peut-être surtout) cette personnalité d'être déprimée...
On le verra plus tard.

CHAPITRE PREMIER

Je suis né en 1965...
A Alençon. Ville dans laquelle j'ai vécu quelques semaines (J'ai maintenant 43 ans. J'écris ce livre en juillet 2008.)
Famille modeste, premier enfant parmi quatre, père ouvrier spécialisé, tourneur rectifieur, mère au foyer.

Enfance " normale ", sans deuil ni drame, passée à La Flèche, dans la Sarthe.
J'étais un enfant un peu réservé.
Petit, disait-on, on pouvait me laisser avec quelques épingles à linge et revenir une heure plus tard, j'étais toujours en train de jouer avec.

Calme...peut-être trop.

Je tirais facilement les cheveux longs de ma sœur. Mais rien d'extraordinaire.

Adolescent, timide, peur des filles, alors pas de relation amoureuse.
Situation que je regrettais amèrement.

Vivant dans un cercueil dans le ciel. Bruno Tourneur.

Elève moyen au début puis par la suite, mauvais dans certaines matières et bon dans d'autres.

BEPC, BEP électronique puis études vers le BAC.
Un jour, mon professeur d'électronique, en faisant la revue des résultats des élèves donna à chacun des commentaires : Monsieur Untel vous montrez des lacunes en ceci, monsieur Untel vous aurez des difficultés en telle matière mais par contre pour telle activité, vous êtes excellent...etc.
Dernier de l'ordre alphabétique, ce professeur me fit une observation très courte par rapport aux autres élèves.
Ce qui pouvait être un peu décevant.
Il a seulement dit : « Vous, Monsieur TOURNEUR, vous pourrez faire ce que vous voulez ! »

« Ah ? » eh bien, j'ai bien été empêché.
(sourire)

Cher Monsieur COLLIN.

Une ambiance très positive régnait dans cette école. Nous étions considérés comme des adultes. Nous apprenions un métier. Nous ne nous sentions pas dans un cadre scolaire.

...

J'ai eu une sœur, un an et demi plus jeune que moi...avec de longs cheveux.
Puis une deuxième sœur et un frère, qui ont respectivement 8 ans et 9 ans de moins que moi.
Les petits, comme nous les appelions.
Ils m'aimaient bien, j'étais leur grand frère...un peu leur papa.

Bref, rien de spectaculaire dans cette vie.

2.

IRLANDAISE.

À l'âge de 17 ans, je passais les vacances de Pâques chez ma tante à Chartres. Elle recevait chez elle une Irlandaise dans le cadre d'échanges scolaires, pendant deux semaines.

Sans qu'il se passe vraiment quelque chose, je me suis attaché à cette personne...sans beaucoup de réciprocité.

Puis pendant deux ans, j'ai gardé cette relation éphémère en tête de façon prégnante et douloureuse, sans contact pourtant avec cette jeune femme. Ou si peu.

Amour d'adolescent aurions-nous pu dire ?

Aussi à 19 ans, j'ai décidé de l'appeler au téléphone pour lui demander si je pouvais lui rendre visite, prétextant des vacances en Irlande.

En fait, je ne voulais faire ce voyage QUE pour la voir.

Devant sa réponse neutre : un oui " vide ", compréhensible étant donné la situation, une semaine après ce coup de fil,
c'est là que !...

Vivant dans un cercueil dans le ciel. Bruno Tourneur.

.
C'est là que.
.

INTERLUDE APRES CHAPITRE 2.

Bon, il faut que je cesse un peu d'écrire l'histoire. En effet, je n'arrête pas de tuer la personnalité intelligente, pour l'empêcher de souffrir.

Cet excès me plonge dans le délire et m'éloigne davantage de la réalité.

Une fatigue m'assaille et je pars dans les nues.

Je dois laisser venir cette personnalité intelligente et gérer la souffrance.

Résister au plaisir...oui, au plaisir...qui produit sa mort.

Qu'est-ce donc que cela ? allez-vous penser...
Je vous expliquerai...

Avec la nouvelle venue de cette personnalité, je n'aurai peut-être plus envie d'écrire ce livre.

Je trouverai mon désir stupide ou j'aurai envie de fuir ce sujet (et j'aurai sans doute raison).

Sujet que je considérerai " délirogène ", destructeur ou régressif... On verra.

Vivant dans un cercueil dans le ciel. Bruno Tourneur.

Ou je vais naturellement oublier.
Comme quand on pense tout le temps à un être aimé, puis que l'on oublie lorsque l'on n'aime plus et que l'on a évolué.
On verra, on verra...

Cette personnalité met trois jours à venir, je le rappelle.
...et elle est détruite en un instant.

Où en étions-nous ?
Ah oui ! :
« C'est là que ! »

(Je sais très bien où j'en suis...
C'est pour faire un petit relief. Ah ! ah ! ah !
...Pas très drôle. Sourire)

3.

C'EST LÀ QUE...

C'est là que je me suis réveillé un matin de mai 84, à l'âge de 19 ans et que je ne me sentais plus dans mon corps.

INTERLUDE APRES CHAPITRE 3.

Remarque :
Quelque part, je suis un peu obligé de l'écrire ce livre.

J'ai réussi à passer la nuit après ma dernière rédaction sans me tuer.
Entendez, je n'ai pas tué la personnalité intelligente.
Elle est venue cet après-midi et c'est vrai que je ne voulais pas écrire du tout.
Je souhaitais plutôt vérifier si la caissière du supermarché était là. Elle m'a regardé l'autre fois.
De beaux yeux éblouissent son visage.
J'aimerais bien faire sa connaissance.
Mais je ne l'ai pas aperçu aux caisses aujourd'hui.

Un peu obligé, oui, disais-je : je bénéficie encore de l'allocation chômage et j'ai des difficultés à vouloir trouver du travail. Pourtant il va bien falloir car je dois payer ma maison.

Je vis dans un lotissement à la campagne près d'ORLEANS. Nous avions fait construire, il y a cinq ans, ma femme et moi.

Vivant dans un cercueil dans le ciel. Bruno Tourneur.

Mon épouse, avec qui je suis séparé depuis six mois, me donne sa part de maison.
Je reste ainsi chez moi avec mes enfants.
Ils ont leur école à cinquante mètres, c'est pratique.

Ma femme vit avec OLIVIER à ORLEANS, je trouve cela bien pour elle.

Souvent, on nous dit que nous nous sommes séparés d'une façon assez remarquable car cela se passe pour le mieux, pour tout le monde, ma femme, les enfants, moi-même.
Mon épouse est chauffeur de car scolaire depuis un an. Ce métier était son rêve et après bien des difficultés, elle a réussi à l'exercer.
Elle accuse de gros horaires de travail, se lève à 4 heures 30 du matin pour finir vers 20 heures, un samedi sur deux compris (sans les vacances scolaires). Le tout considéré comme un travail à temps partiel, rémunéré 900 euros. Alors cette grande amplitude d'heures ne lui permet pas de garder les enfants, et elle souhaite avoir du temps avec son amoureux.

Ma femme et OLIVIER me rendent visite parfois.
Il n'y a aucun souci.

On ne peut pas divorcer actuellement pour raisons financières et personne n'en est gêné. Mon épouse souhaite seulement pouvoir être désolidarisée de mon prêt maison pour pouvoir acheter à l'avenir.
Cela ne se fera pas d'emblée, la banque n'acceptera pas forcément, vu mes maigres revenus.

Ainsi, nous sommes séparés et pas divorcés.

Le don de la part de maison de ma femme contre la non-demande d'une pension alimentaire a été conclu entre ma femme et moi.

Officialiser cet accord semble très compliqué, voire impossible ou très coûteux.

La loi paraît stupide parfois.
Mais peu importe.

Je ne cherche pas beaucoup de travail car je suis retenu par les enfants avec les problèmes de garde.

Sans leur mère, je ne veux pas non plus les laisser seuls, sans moi.

Je suis souvent également empêché par des problèmes de santé, occasionnés par un empoisonnement, accidentel, il y a un an.

Freiné aussi par des problèmes de dos.

Il faudrait que je fasse de l'intérim.

Justement, puisque je ne suis pas productif, au lieu de rester sans activité, si je " fais " un livre, ma vie ne sera pas que néant.

De plus, je serais très fier si ce livre pouvait servir à quelqu'un.

Réussir à trouver une femme me motiverait également.

...Et une nouvelle histoire me délivrerait de l'amour que j'ai souvent encore pour LAURAINE.

« Aïe ! »

...

Deuxième jour sans me tuer.

...C'est-à-dire sans tuer ma personnalité intelligente : celle qui meurt facilement laissant place à une autre personnalité, morte (" comme morte ").

Après avoir tué ma personnalité avec une certaine action, indiquée plus tard, une conscience, une vie plus intelligente met trois jours pour revenir.

Il se passe donc le jour " 1 ", " 2 ", puis " 3 " avant que je redevienne " vivant " (ou " comme vivant ").

Personnalité morte (" comme morte ") et personnalité intelligente vivante (" comme vivante "), en dépit des apparences, c'est simple.

J'ai failli " m'enlever " pourtant cette nuit.

C'est surprenant d'avoir le choix de devenir comme quelqu'un ou quelqu'un d'autre.

Un moment se présente où j'aperçois ce que je peux devenir si je fais un certain acte (dont je parlerai plus tard, je le rappelle).

Une vision surréelle.

Comme si j'avais un choix de vie : être une personne ou une autre.

La décision d'être un être.

C'est ce qui est ressenti, c'est quelque peu déroutant.

On ne devrait pas avoir à faire ce choix.

Si j'effectue cette action, je vais devenir quelqu'un d'autre et je vais totalement oublier ce que j'étais intimement la seconde avant *.

Ensuite une vie va se construire autour de cet état nouveau.

Une vie qui sera totalement différente (ou comme différente) de ce qu'elle devait être sans cette action.

J'ai le souvenir, cependant, après cet acte, d'avoir perdu quelque chose...de mon âme ?

Et je ressens qu'il est impossible de faire machine arrière. Je deviens comme une autre personne, et celle-ci se met à vivre toute seule...comme si c'était naturel...comme si elle avait une légitimité. C'est pourtant moi également. C'est pourtant moi également ?

Je sens ainsi avoir perdu quelque chose, une conscience, une profondeur...

Mais cette conscience faisait mal souvent..., alors la perdre est un soulagement.

...Laissant quand même une impression de trahison...de meurtre, envers moi-même ? Zut !

Mais laissons cela...

* La mémoire intellectuelle, elle, reste lors de ce "changement". C'est là que l'on mesure l'importance de l'affectif dans l'intellectuel.

Une pensée intellectuelle " lavée " soudainement de la composante affective n'a plus beaucoup de sens : devient toute petite, rétrécie, cloisonnée... parfois stupide.

On peut, peut-être, remplacer les mots :
« pensée intellectuelle » par le mot « vie »...

Et « affectif » n'est peut-être pas le bon mot...

Aujourd'hui, je suis allé au supermarché pour voir la belle caissière. Je l'ai aperçue de loin mais je n'ai pu me rendre à sa caisse.

Mon fils MATHIEU m'a retenu dans le magasin de sport.

Ah celui-là ! il peut rester toute la journée à essayer les chaussures de marque, à tester les gants de foot et à tout observer.

Et il regarde le prix, s'il vous plaît ! (sourire)

Si bien que la jeune femme en question avait terminé son travail quand je suis passé pour payer.

À ce deuxième jour de reconstruction de personnalité, processus qui se déroule spontanément, j'étais tout mou.

Me disant que je n'avais plus qu'à écrire, revenu chez moi, je retrouve un peu de punch.

Revenons donc à notre chapitre.

Non, je n'y arrive pas encore...

...

Energie partie...

En sous régime ou sous-tension.

Personnalité intelligente court-circuitée par la déprime, avec la peau du visage qui donnait l'impression de se décoller des os en fondant.

Je me disais que je n'arriverais jamais à trouver quelqu'un pour vivre avec.

Sentant que la vie m'était vraiment interdite.

...

Troisième jour.

... Troisième jour de reconstruction après m'être tué...après avoir tué ma personnalité.

Petite explication de nouveau si ce n'est pas clair :

J'ai deux personnalités (ou " comme " deux) : disons personnalité A et personnalité B.

Ce phénomène est important chez moi.
Il est immuable depuis 24 ans.
Je suis normalement en B.
Mais en faisant une certaine action (dont je parlerai plus tard, encore une fois), B meurt et A apparaît.
Si je ne fais plus cet acte, B revient, revit au bout de trois jours et reste.
Si je fais cette action tous les jours, je reste en A.

...

Mon esprit est là.

Zut ! Il est parti !

Oui, quand il est là, la moindre petite prise de conscience insignifiante le fait partir.
Ici, c'est juste le fait d'avoir pensé qu'il était là, je crois.

Hier, après mon écrit, je me suis couché, vidé, comme en catatonie cérébrale, pour faire une sieste, le cerveau écartelé.
Puis j'ai mangé pour me donner une consistance.

Manger pour cette raison n'étant pas très orthodoxe, j'ai surtout mangé des carottes (bio) pour ne pas grossir.
J'ai du mal à perdre mon ventre.

J'ai réussi à courir hier soir après le coucher des enfants. J'accompagne mes fils dans le sommeil en m'allongeant près d'eux jusqu'à ce qu'ils dorment. Ils aiment cette proximité.

J'étais content pour mon footing, mon mal de dos va donc mieux.

Ce matin, j'étais enjoué, curieusement...

Tant mieux !..., en chantant la chanson de ZORRO, sur mon vélo, avec lequel j'emmenais PAUL à l'école.

Mon fils m'a demandé : « C'est le même ZORRO que quand tu étais petit ?

Oui tout à fait, c'est la même rediffusion. » lui ai-je répondu.

Il était content.

Je me disais, c'est bon, mon esprit est là.

Je vais pouvoir rédiger mon chapitre avec profondeur.

Je pensais : « Tiens, je vais faire une action chouette. »

Au lieu d'écrire assis devant l'ordinateur, ce qui me fait mal au dos, moi qui dois faire du sport pour me maintenir, je vais écrire en marchant dans la forêt.

Génial, nous sommes en juillet, dernier jour d'école pour les enfants et j'ai la journée pour moi.

En plus, la forêt me relie à une expérience passée, utile dans mon histoire.

Par bonheur, beaucoup de bois recouvrent ma région.

...

Ah oui je me souviens ! : c'est parce que je prévoyais de faire une jolie activité cet après-midi avec la promenade forestière que mon esprit m'a quitté.

Défection fâcheuse et déplaisante.

Oui, il réagit souvent comme ça cet esprit.

Bien, vais-je pouvoir écrire mon chapitre à la fin?

Je marche dans la forêt, là, à cet instant.

Là, mon esprit n'est pas loin.
Cependant, pour le rattraper : " Tintin !", pas question !

Lorsque je suis avec quelqu'un ou en société (rarement...malheureusement), quand mon esprit part, j'ai totalement la tête qui se bloque mentalement, dis-je.
Comme si d'un seul coup, je n'avais plus de sentiment et que je devenais tel une carcasse corporelle.
Sensation désagréable et intimement pénible qui ne se voit pas de l'extérieur.

Perte d'un sens structurel.

Quand ce " figement " a démarré, impossible de revenir en arrière. Tel un cercle vicieux où la gêne occasionnée par cette situation entraîne de l'angoisse qui elle-même amplifie le phénomène.

Dans ces moments, je dois quitter les lieux pour essayer de me retrouver, ressentant comme un décrochage dans le ventre et dans la tête.
Deux endroits du corps que je sens séparés d'ailleurs pendant cette affaire.

De toute façon rester n'a plus de sens, je ne suis comme plus vivant, ou je suis hors vie.

Mais parfois je n'ai pas le choix. Je dois rester.
Alors il faut faire semblant d'être.

C'est lourd.

Le pire c'est que, même dans cet état, le faux qui s'installe, vit et participe à une discussion.

Cette situation force à faire vivre une " représentation " de moi fausse, m'éloignant d'autant plus de moi-même.

Torture corporelle quelque part.

Là, je suis seul, donc pas de " drame ", si on peut dire.
...Ce n'est pas vraiment un drame...

Je vais faire une pause dans mon désir d'écrire, le sens reviendra peut-être...

Peut-être que mon esprit veut dire des choses, donner des indices ou mettre en garde, avant de commencer le chapitre "crucial".

Souvent, je crois que lorsque j'ai la tête qui se bloque, une cause profonde, un désaccord entre moi et je ne sais quoi, existe.

Bref !

Oui, comme si ce n'était pas moi qui devais écrire : moi je n'ai pas le droit.

L'histoire, le récit ne m'appartient pas.

Si je transcris, je suis puni et ma tête se bloque ?

Mystère.

Moi, qui suis "comme mauvais", pervers, profiteur, manipulateur, je ne suis pas digne de dire des choses, des explications sur moi.

(Le « comme » est important : En effet, je ne suis pas méchant.)

Oui, c'est comme si je devais être humble, pour avoir le droit d'écrire, en communion spirituelle avec quelque chose, un ordre (?)

Vivant dans un cercueil dans le ciel. Bruno Tourneur.

Mériter d'écrire.

Et bien je ne suis pas sorti ! (sourire) (...)

Ou comme si je devais devenir suffisamment transparent pour qu'un esprit écrive par moi.

Bon, je vais courir un peu au lieu de tergiverser...avec mes nouvelles chaussures de marque.
Je suis content de ces baskets.
Je n'accordais pas d'importante aux marques avant.
Maintenant si : je trouve cela "précieux" de faire attention à soi et de porter de belles affaires.

Bon, j'arrête d'écrire, je tombe dans le délire.
Faisons des choses réelles, des activités.
Je rentre.

Je perds la tête, elle se vide et je ne me sens plus que semblable à un petit morceau de foie, suspendu dans l'air, accroché nulle part, au milieu de ce chemin forestier.

A bientôt.

Puisque mon esprit n'est pas là, j'ai peur que si je commence mon chapitre, le texte parte dans une direction pauvre, irrécupérable, " inrectifiable ".

C'est faux ! Je serai toujours vivant après pour corriger, affiner.
- Il faut que j'y aille alors.
- Bien oui !
- D'accord.

Vivant dans un cercueil dans le ciel. Bruno Tourneur.

Je rentre donc à pied de la forêt.

Mais soudain une fatigue coule dans moi et me remplit.
Je ne suis pas dans mes pas.
Tout d'un coup, je semble peser trois tonnes.

Comme d'habitude, rien ne dure chez moi.

Le trajet est trop long.

4.

LÀ !

C'est là que, un matin, à l'âge de 19 ans, je me suis réveillé, et je ne me sentais plus dans mon corps.

BASCULEMENT.

L'angoisse ! Non ! même pas !
Pas de mot pour décrire !

Pas dans son corps,
Cette affirmation, que signifie-t-elle ?
Un phénomène totalement incompréhensible comme :
Ne plus se sentir présent, " là ".
Ne plus se sentir dans le présent.
Ne plus se sentir soi-même psychologiquement.
Sentir ne plus se sentir.
Impression d'avoir perdu une conscience. ...mais laquelle ?
Planer.
Je remarquais que je ne me reconnaissais plus dans le miroir, moi, mon image.
Mes sentiments, ce ressenti subtil et intime qui fait que l'on se sente soi-même, n'étaient plus...ou plus pareils.

PLUS DE SENTIMENTS.
Comme plus de sentiments.

Devenais-je fou ?
Jusqu'où cette dénaturation pouvait-elle aller ?
C'est un cauchemar, il va passer ?
Comment expliquer cette déstructuration à ma mère ?
(J'étais chez mes parents encore.)

Ne pas se sentir dans son corps, cette déclaration n'a pas de sens.

Ne pas se sentir dans son corps, et pourtant être " là ", quelque part...

« OÙ ?!! »

Le pire, si l'on peut dire, dans cette situation, c'est que cet état ne se voit pas.

MON ÉTAT NE SE VOIT PAS.

De l'extérieur, rien n'y parait. Je suis " comme normal ". C'est d'autant plus difficile pour expliquer et trouver de l'aide.

J'avais l'impression que la sexualité, d'un seul coup, n'était plus naturelle chez moi, et que subitement, je devenais tel un pervers.

Allais-je devenir un " serial killer " ?   [Pas du tout.]

Comme si je n'étais plus réveillé...tout en l'étant.

Je me disais : C'est peut-être à cause de l'histoire avec l'Irlandaise.

Je ne supporterais pas d'être abandonné alors je fais une crise bizarre ? Hypothèse.

Dans cette optique, étant devenu semblable à un « aveugle-voyant », malgré mon trouble handicapant, je suis allé rendre visite à cette personne en Irlande. Le fait de la " voir " EN VRAI, moi qui ai dû tant l'idéaliser, va peut-être me faire un électrochoc qui me réveillera ? Me disais-je.

J'ai pris l'avion. Avec l'état second dans lequel j'étais, je ne sais pas trop comment j'ai réussi à parvenir au but : changement d'avion à Londres...etc.

Je l'ai trouvé. Rue Adélaïde Park.

Elle m'a gentiment " un peu jeté ".

Mon état n'a pas changé avec le fait de la voir.

Lorsque je voulais traverser la route à BELFAST, quand je regardais d'un côté puis de l'autre avant de m'engager, j'avais déjà oublié le premier côté.

Avec en plus les voitures qui roulent dans l'autre sens dans ce pays anglo-saxon, c'était un peu insolite !... Inquiétant ?
J'ai donc décidé de rentrer en FRANCE pour me faire hospitaliser, au Mans, à l'hôpital de PONTLIEU, secteur psychiatrique.

Au bout de quelque temps de traitement, le Dr FOURNÉ FAYARD, neuropsychiatre, responsable du secteur, a appris à huis clos à ma mère que j'avais une maladie mentale.

Il a ajouté que s'il m'internait dans un hôpital psychiatrique, je risquerais de ne plus en sortir.

Cette entrevue a fait pleurer ma mère.

J'ai eu un cocktail de neuroleptiques sans effet sur ce sentiment de planer.

Un jour, en mangeant, j'ai même avalé ma langue.
Cet engorgement fait un drôle d'effet... La langue ne répond plus.

On se demande si cela étouffe d'avaler sa langue : Obstruction de la gorge. Et on se demande si on peut la rattraper avec le doigt : Pas facile à cet endroit, et le réflexe de survit nous dis d'aller vite.

Mon oncle est venu me rendre visite.
Il m'a demandé si je me plaisais bien là, dans cette clinique.

Je lui ai répondu :

- « Oh bien, je ne sais pas : je suis ici que depuis 2 jours...»

Il me rétorqua :

- « Heu, non, tu es là depuis quinze jours. »
- « Ha !...»

Drogué, je n'avais pas vu le temps, sans pour autant avoir dormi plus que d'habitude.
Un peu effrayant.

Quand je croisais le Dr FOURNÉ FAYARD dans le couloir de l'hôpital, il faisait l'avion avec ses bras en mimant le bruit du moteur, pour parodier mon " planement ".
Quelqu'un d'autre aurait eu cette attitude, j'aurais voulu lui casser le figure, mais pas avec lui. C'était une farce sympathique…
Ce docteur n'a pas jugé bon de me faire des électrochocs.

Deux mois d'hospitalisation suivi de deux mois de maison de repos et on m'a conseillé de me faire suivre par un psychiatre en sortant.

...

Curieuse sensation de planer.

Je me suis réveillé un matin et je ne me sentais plus dans mon corps...et surtout ni ailleurs !

... Et depuis ce jour, ce trouble n'a pas changé.

5.

DESCRIPTION.

Oui, je suis dans cet état depuis ce jour de mai 84. Cela fait donc 24 ans.
Pourtant j'ai l'impression que cette rupture, cet arrêt, ne date que d'une fraction de seconde, infime. Moins que cela ! :

MOINS QU'UN TEMPS !

Ce trouble n'a pas changé d'un iota.
Une perfection surprenante.
Machiavélique ?
Non...
Peut-être un peu quand même... Implacable.

...

J'utilise trop le mot : « Comme ».
C'est presque incorrect grammaticalement.
Pourtant, à mon sens, c'est comme cela que j'arrive le mieux à décrire mon ressenti. Cela donne des phrases lourdes telle que celle-ci : Ressentir (et non ici : comme ressentir) de ne comme pas exister.
Pas beau ! (sourire)

J'emploie pas mal de «trois petits points» au milieu de mes phrases et je saute à la ligne beaucoup trop à la fin de chacune d'elles.

Esprit défait, morcelé ?

Si je mets mes phrases davantage bout à bout, j'ai l'impression de manquer d'air...

...

Je ne me reconnais pas dans le miroir.

Curieuse sensation...presque rigolote si ce n'est pas dramatique.

...Non ce n'est pas dramatique.

Je vois quelqu'un mais je ne sais pas du tout qui c'est.
Bien sûr, intellectuellement, je sais que c'est moi dans le reflet.
Mais cette correspondance ne se vérifie pas dans les faits, si je puis dire.

Je vois quelqu'un.

Je vois.

Mais, déjà, ce n'est pas moi qui vois...(ni personne d'autre.)
En effet je ne me sens pas dans mes yeux.
Alors je vois sans voir...(comme sans voir, sans comme voir.)
Je ne vois pas ce que je vois, pourtant je vois bien l'image.
Cette image de moi, je la vois, absolument, mais je ne suis pas " là " pour la reconnaître.

Je ne me vois pas, moi.
Je ne suis comme pas là.

Et j'en ai parfaitement conscience !

Si je me fixe droit dans les yeux, au bout d'un moment, l'image se brouille, s'efface et je me sens disparaître.

Vivant dans un cercueil dans le ciel. Bruno Tourneur.

Je ne me trouve pas déjà dans mon corps, alors si je sens mon esprit s'en aller, il ne reste plus rien. Et c'est un drôle de rien.
Si la pensée était une onde placée dans un four micro-onde, on ne pourrait plus la distinguer : Trop d'ondes, elle est effacée.

Au début, dans le miroir, quand on n'a pas l'habitude, cette non-empreinte angoisse et fait peur. Ce non-reflet paraît n'importe quoi, horrible. Après, on s'habitue et cette image ne fait plus rien, pas de mal.

Rien ne marchait comme auparavant, après ce basculement à l'âge de 19 ans.
Dans un néant, avec cependant des manifestations, des réactions inattendues comme obéissant à des règles totalement inconnues et nouvelles. Non conventionnelles ? Pas normales ?
Etranges ?

Enigme...

Plus de repère.
J'aurais vu un chien parler, je n'aurais pas été étonné.
Sachant pourtant intellectuellement que c'est impossible.
Si ! Il faut être surpris et veiller à la réalité.
Je ne suis pas fou ?

Une souffrance était là, sans aucune raison, aucune cause apparente.
Quand on a mal et que l'on sait où et pourquoi, on peut engager des actions, fructueuses ou pas.
Mais là : Souffrance comme sans cause, détachée, même pas localisable.
Alors quoi faire ?

Je souffre tel un abruti, pour rien, comme ça, pour faire joli, dirait-on.

Ne pas être dans son corps :
Impression incompréhensible pour moi et encore davantage pour mon entourage : La folie.

Et personne ne me disait ce que j'avais... Personne ne pouvait ?

On ne voulait même pas m'indiquer le nom des médicaments qu'on me donnait lorsque j'étais à l'hôpital. Information interdite me disait l'infirmière.
Charmant. (...)

Ma première psychiatre, que j'ai consulté après l'hospitalisation, comme diagnostic m'a dit :

" PSYCHOSE ".

C'est un bon mot pour remonter le moral !
(humour noir)

Ça se marque un peu au fer blanc comme terme.

Je lui demande si c'est curable.
Elle me dit : « Non. »
Mais je veux guérir, lui dis-je. Comment dois-je faire ?
Je ne sais pas, disait-elle.

Au moins un mot était tombé : « PSYCHOSE »

On savait à quoi s'en tenir...

Bien ! Dans ces conditions, devant ce constat d'impuissance sur un phénomène inexplicable :
Soit on se tire une balle, soit on cherche.

Vivant dans un cercueil dans le ciel. Bruno Tourneur.

Aucune psychose n'est expliquée à ce jour.

Incurable : c'est le défi.

Sans solution, ma psychiatre (que j'aimais beaucoup) me dit de faire SHERLOCH HOLMES.

Alors d'accord... (!)

Vivant dans un cercueil dans le ciel. Bruno Tourneur.

A l'école, en première F2 d'adaptation, telle qu'elle se nomme car suivant un BEP (brevet d'études professionnelles) afin de revenir dans un cycle " normal " d'études, je ne pouvais plus rien faire.
J'avais la tête couchée sur la table.

A l'infirmerie du lycée, je disais que je planais.
On m'a demandé si je fumais...etc.
Non, rien de tout cela.

Pour l'hospitalisation, j'ai dû arrêter net les études.
Bien pour le moral ! (humour également)

Tiens, je suis devenu impuissant sexuel direct.
Bon pour le moral aussi.
Comme impuissant.

Mon père croyait que je "faisais du cinéma" à être ainsi abattu.
Peu importe.

Un fait commun : j'avais quelques copains. Je crois que j'étais un peu le chef de ma bande à l'école.
Quand on a un problème, il n'y a plus personne.

Ma vie avait été sciée à la base, d'un seul coup.
Allez hop ! Balayée, emballée !

J'avais l'impression d'avoir perdu mon intelligence.
Plus d'esprit, plus de corps, comme plus de sexe et comme plus de sentiments.
Plus de sens avec l'impression que la normalité ne reviendrait jamais.

On peut se suicider pour moins que cela ! (sourire...)

Un petit détail qui n'a l'air de rien mais que je trouve important, rien que pour moi.
Quand je me couchais le soir, je m'apercevais que je m'endormais.
Je voyais le sommeil venir et c'était bon d'ailleurs.
J'avais même des pensées riches à ce moment sur ce que j'avais vécu dans la journée, sur des petits projets...etc.
Après ce basculement, et toujours maintenant, plus rien.
Je m'endormais sans m'en apercevoir.

...

Pour faire comprendre cet état difficilement descriptible, imaginez ceci :
Vous savez, quand des personnes se mettent à penser lorsqu'elles s'ennuient ou se relâchent, elles sont complètement absorbées sans bouger, les yeux fixes, bien ouverts, ne regardant rien.
Si nous les interpellons, elles ne répondent pas tout de suite et nous devons insister pour qu'elles reviennent avec nous.
Oui, ressentez bien ces yeux fixes grands ouverts ne regardant rien.
Eh bien, imaginez que vos yeux restent bloqués dans cet état, arrêtés, avec cette sensation d'absence, (comme si vous aviez été trop loin ?). Absence qui reste même si vous reprenez vos esprits...même quand vous reprenez vos esprits.
Eh bien, mon état est semblable à cette description.
Vos yeux sont comme bloqués, figés, et vous ne revenez pas même en reprenant vos esprits.
Même si vous bougez vos yeux...et vous les remuez normalement de nouveau, vous n'êtes plus comme dedans.
La sensation d'absence reste.
Désormais plus dans vos yeux...derrière, peut-être ?

Derrière vos yeux ? Sans pour autant sentir que ce soit dans le cerveau :
Un endroit étrange…

…

Ne pas se sentir dans son corps.
Pourtant, si je le touche, je le sens.
Mais je ne suis pas dans mon corps.
Je touche mon corps avec mon corps que je ne sens pas.
Je sens le contact, parfaitement bien, mais celui-ci ne résonne à rien …à " comme rien ".

Pareil si je touche la table.
Je la sens parfaitement.
Mais où va l'information ?

Soudain étranger à moi-même.

Que vais-je faire avec ce problème inconnu?

Ce problème " d'inconnu " ?

Un problème inconnu d'inconnu.

Comment résoudre ?

6.

RECHERCHES.

Devant ce problème " somato-psychique ", " spiritualo-somatique " ou " dingo-corporel ! " qui ne se réglait pas, et qui ne donnait pas du tout l'impression qu'il allait disparaître, sans personne qui puisse m'aider ou comprendre, comme si j'étais le seul humain sur terre à avoir un tel problème qui me fait sentir comme faux avec tout le monde, à l'âge de 21 ans, je me suis dit :

« JE NE ME VOIS PAS ! »

Je ne m'aperçois pas moi-même, quand je me regarde !

Alors je vais m'attaquer à cette sensation.
Je vais faire l'ermite dans la forêt.
Camper ! : C'était l'été.
Je serai SEUL, sans perturbation extérieure pour me " distraire " !
Je vais bien finir par me voir.
En effet, il n'y aura " QUE ! ! " moi à voir.

C'est ce que j'ai entrepris, tel un chercheur ou un policier.

J'avais un dictaphone avec lequel je devais dire ce qui se passe.
Il allait bien se passer quelque chose ! Non ?

J'avais une petite activité salariée dans la journée.
La culture des cornichons dans le cadre d'un programme de réinsertion sociale.
C'était parfait pour maintenir une réalité et me faire sentir le non-sens de ma vie.

Mon problème était comme inhumain.
Alors je me suis mis dans des conditions sans rien d'humain.
Sans dire à personne où j'étais, j'ai cherché un endroit où régnait le plus de calme possible.

Le plus sauvage aussi, le plus naturel.

Pas facile de trouver un secteur où l'on n'entend pas aboyer à la lune le chien de la ferme au loin, un coin sans entendre une voiture.
Le moindre bruit dans la campagne porte très loin dans la nuit.
J'étais perdu dans ma tête alors soyons comme perdu en vrai.
Ainsi une correspondance naîtra, un lien   ... Espérons.

De toute façon, je n'avais comme plus rien dans la tête.
Je ne pouvais pas perdre davantage.
Je ne pouvais que gagner " quelque chose ", une connaissance, …un sentiment ? Une mémoire ?

Dès que j'entendais une activité humaine, cela me déconnectait de moi, remarquais-je déjà.
C'est quand même malheureux ! (sourire)

Je me disais : seul, dans ma petite tente, dans la forêt, dans un fourré caché par les feuilles, dans la nuit, je vais avoir peur.
Et quand on a peur, on se sent soi-même.
Cette stimulation relie !?

Ou tellement seul qu'on va sentir ses propres contours, comme se reconnaître.
S'apercevoir qu'on se trouve " là ", tout seul, au milieu de nulle part comme un imbécile.

Un peu pour forcer une prise de conscience de se sentir exister.
Ou poser tout à plat.
Mettre tout ce qu'on peut à zéro pour voir si on constate qu'un engrenage ne fait pas son travail.

J'avais besoin d'un calme profond, dans lequel seule la nature faisait bruit.

Une nature bienveillante ? qui m'aiderait ?

Un fourré comme pour se sentir entouré, contenu... et cependant dehors, à l'air avec le vent, dans l'espace c'est-à-dire dans l'atmosphère. Sur terre ?

Au ras du sol, la tête sortie par l'ouverture de mon habitation de fortune, je remarquais les corneilles se déplaçant en bande au-dessus de moi, par delà la cime des arbres, en fin de journée, pour aller se coucher.
Elles croassaient ensemble bruyamment dans leur vol.
C'était le rendez-vous chaque soir.
Je ressentais bien cette vie naturelle.
Elles devenaient comme des copines que je voulais saluer au passage.

Une " explication " pour la " folie " !...

Je voulais trouver un sens à la folie.
Folie qui par définition, pourrait-on dire, n'a pas de sens.

Si ! Il doit y en avoir un.
C'est obligé !
Je le sens.
A quoi bon sinon ? !
Il n'y a pas que du néant.
Des sensations furtives par-ci par là existent.

Etudions-les ! M'ordonnais-je.

Quand il ne reste que des impressions fugaces, dans sa tête, semblant sans importance, sans intérêt, auxquelles on ne prend pas garde, sans se donner la peine de se demander ce qu'elles font là, des choses décousues, insignifiantes...dans la situation, ici, elles deviennent précieuses.
Des impressions fugaces ? : telles des petites angoisses diffuses qu'on mène avec soi comme depuis toujours.

Un mécanisme se répétait toujours depuis le basculement.
Un phénomène inhabituel, surprenant.
Un processus qui devait être important car il provoquait un bouleversement assez cataclysmique chez moi, telle une torsion d'âme :
C'est la masturbation.

A l'époque, je ne pouvais m'en passer.
Si je résistais, je me mettais à souffrir davantage jusqu'à ne plus tenir.

En revanche, quand je la pratiquais, j'avais l'impression de m'être tué et c'était désagréable.
Et je ne pouvais redevenir vivant qu'au bout de trois jours.
Trois jours pour ressusciter ?... Transformation qui s'effectue toute seule.

Voilà une règle qui demandait une explication.
Voilà une sensation, un fonctionnement qui existait dans mon vide inconnu :
Le phénomène " masturbation qui tue ".
Plus précisément, l'éjaculation : la masturbation ne me fait pas de mal, au contraire.

C'est cette action qui tue la personnalité intelligente dont je parle en interlude.

Alors dans ma retraite forestière, j'ai approfondi ce domaine en essayant de reconnaître quelque chose, un bout de moi, une mémoire ? **UNE TRACE.**

J'ai campé pendant deux mois, seul.
Et j'ai parlé dans mon dictaphone.
Au bout d'un moment, une théorie s'est construite avec mes dires et mes expériences.
Elle expliquait mon comportement, mes sensations incompréhensibles.
Elle montrait un sens, un décodage.

Je ne sais plus trop comment cette explication s'est développée mais elle donnait un résultat surprenant.

La conclusion indiquait ceci :

J'ai attrapé cette néantisation, le fait de n'être pas " là ", parce que je ne suis pas " **né** ".

Vivant dans un cercueil dans le ciel. Bruno Tourneur.

Deux parties en moi se distinguent : une partie adulte et une partie fœtale.

Pas né !?

Pourquoi ne serais-je pas né ?!

Cette affirmation, que signifie-t-elle ?
Comment est-ce possible ?
Je suis né puisque je suis là, en chair et en os !
Pas vraiment " là "...

Quoi faire avec ça !?

Comment naître ?

Tu parles d'une explication !!

Au moins elle montrait un problème remontant à " très loin ". C'était plausible, logique dans le domaine de la psychologie. Et une " logique " dans la folie : c'est déjà pas mal.

Avec les femmes auxquelles je pensais, je remarquais que je faisais un transfert étrange.
Pas vraiment un transfert maternel.
Un transfert que je pouvais qualifier de " transfert ventre ".

Une relation simplement amicale me donnait envie de naître...comme physiquement, quelque part. C'est un fantasme qui venait quand j'allais dans une certaine direction.
J'en ai parlé à ma première psychiatre, que j'aimais beaucoup.
A l'époque je parlais de la plus belle histoire d'amour du monde.

Un fœtus qui aime sa maman.
Un patient qui adore sa psychiatre.

Mais elle était débordée dans son travail.
Et mon problème dépassait le cadre classique de son métier.

Cette psychiatre surmenée a cependant accompli un acte très fort, extraordinaire, inattendu. Je lui rendrai toujours hommage pour cette action.

Je lui ai demandé de m'écrire une lettre maternelle, douce, intime,
Comme si elle s'adressait à un bébé.
Un mot rédigé à la main, pas tapé par sa secrétaire.

Parler à son patient comme à un enfant est anti-thérapeutique ! N'est-ce pas ?
Normalement, on parle justement le plus adulte possible au sujet pour le tirer vers le haut.
Ce courrier devait me donner envie de naître.
Moi, sous une couverture, je me faisais comme régresser et " quelque chose " venait, une lumière, une jouissance fœtale…Moi qui étais comme dans " un ténèbre " perpétuel.

Ma psychiatre m'a envoyé cette lettre tendre.
Elle a accepté de faire ce geste.
Elle est, j'imagine, passée outre sa crainte d'un contre-transfert inextricable.
Une petite enveloppe blanche est arrivée chez moi.

Magnifique surprise !

Mais le jour où je l'ai reçue, j'apprenais que mon grand-père était mort et ce contre temps a fait tomber le charme.

Vivant dans un cercueil dans le ciel. Bruno Tourneur.

J'ai eu peur ?

J'ai renvoyé la lettre non ouverte, pour ne pas en abuser, ou la gâcher. Ne pas profiter de cette " ouverture " avec cette psychiatre que j'aimais beaucoup. Transfert amoureux ?

Pas décachetée, comme si cette lettre était pour ma partie fœtale et pas pour ma partie adulte.

...

Cette théorie me faisait tomber facilement dans le délire.
Hé ! Je me " démerdais " tout seul quand même ! Excusez le terme. (sourire)
Ayant par ailleurs le devoir de me réinsérer socialement, moi qui étais en maladie, j'ai donc abandonné cette " Explication " et j'ai fait ma vie...une vie, comme cela...comme si,
...sans moi ?

...

(Quatrième jour, encore vivant.)

Un exemple de réaction apparemment inexplicable :
Après ce basculement à 19 ans, que j'appelle "tomber fou", je n'avais plus aucune envie pour moi.
Ceci pendant des mois.   […des années ?]

Puis un jour, à l'âge de 20 ans, j'ai eu le désir de faire l'achat d'un bidon d'huile pour ma voiture.

Un désir ?! Formidable.

J'ai donc dit à ma mère : « " M'man ", j'ai envie d'acheter un bidon d'huile pour ma vidange. »
Catastrophe !

Que n'avais-je pas dit là !

En effet, rien que d'évoquer une envie me la fait disparaître instantanément, avec comme la tête qui se bloque ne produisant plus de pensée.
Comme si, une envie qui naissait, devait rester secrète.
Ou comme si je n'avais pas le droit d'avoir un désir.

Culpabilité ?

Je ne voyais pas du tout de quoi je pouvais me sentir coupable.

...

J'étais quand même content après mon ermitage.
En effet, dans mon " no-sens's-land " total, j'avais trouvé une explication qui résonnait fortement avec ce que je ressentais.

J'avais trouvé un sens à une manifestation qui n'en avait comme pas... Qui ne devait pas en avoir, qui ne doit pas en avoir, qui ne " COMME DOIT PAS " en avoir !

Dans l'incompréhension complète, l'étrangeté totale, où rien ne correspond à rien, une direction se proposait.
Ce qui dans ma situation apporte un substrat pour se poser, c'est précieux dans le néant...
Un peu d'oxygène traverse et une consistance s'embryonne.

Une explication biscornue mais vu le trouble totalement incongru que j'avais, il n'est pas étonnant qu'elle le soit.

Qu'une explication vraiment bizarre pouvait clarifier mon problème complètement inhabituel, comme impossible.

Un problème impossible.

Oui, je me ressentais avec un problème impossible.
Alors trouver une solution à un problème impossible, cela semble davantage qu'impossible.
Plein de problèmes ont des solutions impossibles.
Alors que dire quand le problème lui-même est impossible ! ?

Le résultat indiquait donc que je n'étais pas né.
Tout en étant adulte.
Deux parties.
Une partie réelle, adulte et une partie irréelle, inconsciente, fœtale.
Et de surcroît, un fœtus sans ventre, sans ventre maternel : d'où la souffrance.
Et ma théorie concluait que pour guérir, je devais trouver un ventre pour naître.
Un ventre pour aller dedans pour en naître.

C'est un problème impossible...dans la réalité !
Peut-être pouvions-nous dire que mon cerveau avait eu raison de me rendre fou.
En effet, on doit tomber dans l'irréalité pour pouvoir régler un problème irréel.

Un problème irréel ou un problème devenu irréel à cause du temps qui est passé depuis l'histoire qui a pu se dérouler en vrai un jour et qui n'a plus court maintenant.

Un " problème réel irréel " ou " irréel réel " ?

C'est triste de ne pas comprendre.
Là, plus besoin de l'être.
Il se dessinait un début de compréhension... pour moi.
Ou du moins une " piste " , une approche !

...

Je suis né par césarienne.
Alors j'ai demandé à ma mère comment s'était passée ma naissance.
Elle m'a répondu que j'avais une trop grosse tête pour sortir lors de l'accouchement, alors une césarienne avait été décidée.
Le docteur m'a pris, je dormais, ainsi je n'ai souffert de rien.
Je n'ai pas souffert de l'accouchement, du passage, puisque que j'ai été sorti...tranquille, pourrait-on dire.

Pas de travail à faire.
Ainsi tout s'est bien passé, et on pouvait même me dire que j'avais de la chance car cela a été davantage facile pour moi par rapport à un accouchement normal.
Je dormais paisiblement, disait-on, quand on m'a sorti.

Bien, oui...
Je ne me suis pas aperçu que je suis né, peut-être.

Je n'ai pas été nourri au sein et j'ai fait un peu de couveuse.
Ma mère était très fatiguée par l'opération.

J'ai peut-être senti un abandon.

L'Irlandaise m'ayant comme abandonné, l'abandon de naissance aurait été réactivé.
Souffrance trop grande, alors le cerveau disjoncte par protection. Simple hypothèse.

...

Je n'ai pas trouvé d'écho à mes recherches.
Ma théorie paraissait si facilement du simple délire.
En effet, " Pas né ", ça ne veut rien dire.

Vivant dans un cercueil dans le ciel. Bruno Tourneur.

Et, je devais chercher du travail, un appartement, faire ma vie.
Depuis un an je restais chez mes parents à ne rien faire.

Le remède semblait être :
Réalité au maximum.
Ne pas penser.
Faire.

7.

DE L'ÂGE DE 20 ANS À 40 ANS.
VOIR LES PSYS.

J'ai vu une trentaine de psys dans ma vie, dans des cures plus ou moins longues.
J'ai fait deux psychanalyses...comme pour rien... Avec plaisir pourtant.
Je n'y ai trouvé aucune réponse.

Curieusement, ma théorie n'avait pas " d'existence ".
J'en parlais sans écho.
Je dois être fort pour dire des choses et me débrouiller pour qu'on ne les entende pas.
Vous savez, quand on lance une explication d'une certaine façon, sans écouter soi-même, elle n'est pas entendue et passe inaperçue.
Lorsque l'on indique un raisonnement avec un ton laissant penser que cela n'a aucune importance, tout en feignant une complicité avec le thérapeute, eh bien, ce discours est considéré comme n'ayant effectivement aucune importance...même par quelqu'un censé vous écouter.
Je l'ai vérifié plusieurs fois. (sourire)

Faut dire que mes dires n'étaient pas habituels...

- Oui, c'est de la folie ?

Et puis le patient qui dit quelque chose comme le résultat de la thérapie, la cause de son problème profond, conclusion de la cure que l'on met normalement des années à trouver, ça fait pas sérieux ! (sourire)

...

Au début, j'étais perdu avec ce vide en moi.
J'ai eu deux psychiatres en même temps, un homme, une femme.
Je voulais approfondir.
Avec l'un j'avais comme une personnalité et avec l'autre j'avais comme une autre personnalité.
Puis ces deux personnalités entraient comme en conflit...
Pas bon ! (sourire)
Alors :

Je me suis APPRIS progressivement.

Maintenant, j'aime beaucoup aller voir les psys.
Mais au bout d'un moment, je m'ennuie.

Comment soigner une personne absente ?
" Là " sans être " là ".

Les thérapies étaient comme un jeu pour moi dans lequel j'étais parfaitement à l'aise...Trop !

On me disait que la psychanalyse était dangereuse pour le genre de trouble que j'avais, mon problème étant trop profond. Elle ne pouvait que me faire délirer gravement par trop de souffrance.
En effet, je crois que ce n'est pas bon la psychanalyse pour un psychotique.

Vivant dans un cercueil dans le ciel. Bruno Tourneur.

Moi, ce n'est pas ça du tout, je m'y ennuie ou je ne sais absolument pas quoi dire.
Je le regrettais bien d'ailleurs.
J'aurais aimé souffrir.
Au moins, j'aurais eu l'impression d'exister !
Mais rien ne me touchait... ne me " comme touchait ".

Plus je parlais, moins je m'exprimais !
Cette sensation désagréable se vérifiait souvent.
Plus je parlais, plus ça devenait comme faux.

Une fois, j'en ai eu assez.

Prenant mon courage à deux mains, je suis allé voir mon premier psychanalyste.
Et, à la première séance, j'ai décidé de ne pas parler !
Je n'ai pas dit un mot.
Lui non plus ! !

Ce fut une séance sans mot ! Silence immobile. Sur le divan.

Il faut osé le faire.

Eh bien, je me sentais mieux après, moins loin de moi.
Une respiration.
Mais soigner quelqu'un en prolongeant cette manière de faire, sans parler, ne va pas loin... En tout cas avec un thérapeute qui reste sur sa chaise sans bouger.
Je voulais être soigné pourtant.

...

Une autre psychanalyste qui refusait de continuer avec moi me disait : « Mais avec vous, il n'y a pas d'émotion.
Vous ne racontez pas d'histoire. Vous ne crachez rien. »

Vivant dans un cercueil dans le ciel. Bruno Tourneur.

Elle voulait vibrer sans doute...

Mais mon problème, justement c'est cela :

« Il n'y a rien ! »

!

J'aurais envie de dire que la psychanalyse, chez moi, aboutit à quelque chose de stupide.
En effet, il faudrait que j'accepte d'être un fœtus sans ventre maternel. C'est anti-naturel et non constructif... Ou ça n'existe pas.
Oui c'est ça, on arrive à une chose qui " n'existe pas ".

...Pourtant mon problème est là !

Mon dernier psychiatre, récemment, était embêté avec moi, m'a-t-il avoué.
Il ne savait pas quoi faire pour moi. (sourire)
Il est sympa pourtant, je lui parle comme à un copain. Il est cool.
Il disait pour essayer de me diagnostiquer: « Avec vous, tout porte à croire que vous êtes comme ci et comme ça.
Mais si nous allons voir, eh bien non, vous n'êtes pas comme ça. »
Le gars " comme ci mais non " !
On croit qu'il est comme cela, mais en fait : non.
Comment est-il alors ?
Pas de case pour moi. (sourire)

...

Après mon hospitalisation, j'ai toujours refusé les médicaments.

J'ai, avec ces substances, l'impression de perdre le peu de conscience qui me reste.

Celle qui me paraît être mon salut.

...

Quand je payais les psychanalystes, j'avais l'impression de donner, perdre mon sang.

La notion de paiement qui fait partie de la thérapie était totalement indigeste pour moi.

Pire : Poignardant...dans le foie.

Comme dépenser, perdre sa vie pour une chose stupide.

Pourtant, il n'y a pas mieux, d'après ce qu'on dit, que la psychanalyse...

Zut alors ! (sourire)

...

La règle dans la psychologie est que le thérapeute ne se dévoile pas.

C'est tout à fait normal pour la thérapie.

Il tient comme un rôle, j'avais donc le mien en "miroir" : le rôle du patient.

D'où rôle en effet pour moi : jeu, inefficacité.

...Même si on rigole bien...

Un psy se dévoilerait et là : Explosion de ressenti.

Mais cela ne se fait pas !

Une fois, j'ai croisé ma première psychiatre dans la rue.

Celle que j'aimais beaucoup.

En conduisant ma voiture, je m'arrêtais à un stop et elle, à pied, s'engageait sur le passage piéton.

Le hasard qui tombe parfaitement !

Vivant dans un cercueil dans le ciel. Bruno Tourneur.

Elle s'est arrêtée pour me parler.

C'était possible qu'une psychiatre accepte cette approche !!??

Ce n'est pas déontologique !?

Ce fut un intense moment d'émotion...moi qui n'en ai comme pas.
Absolument merveilleux, magique, infini.

Penchée vers ma vitre ouverte, je crois qu'elle tenait en discutant, sans s'en rendre compte, son ventre avec ses bras.
Ce n'est pas ce que je veux pourtant, qu'une personne tienne son ventre.

Mais il semble bien que cette douce attitude me touche.

« Milliardement » beau. *

* L'absence de point d'exclamation sur mon expression est volontaire : Oui, même si c'est " GRAND ", cela ne s'exprime pas, comme pas.   ...ou ne doit pas s'exprimer ?
« Milliardement » : Un correcteur (prétentieux ?) m'a enlevé "MON !" mot pour le remplacer par une expression "normale", banale, classique.
« Sacrilège !!! » (sourire)

INTERLUDE APRES CHAPITRE 7.

Quelques descriptions pour distraire.

Quand je fais un footing, c'est un peu lourd.
J'ai l'impression de porter un corps mort avec moi.
Alors je suis rapidement essoufflé.
D'autant plus essoufflé que je n'ai pas l'impression que l'air entre dans mes poumons.
Plutôt si, l'air entre dans mes poumons, mais je ne suis pas dans mes poumons.
J'ai l'impression d'être derrière mes poumons, dans un endroit qui n'existe pas physiquement d'ailleurs...enfin je crois.
L'air ainsi ne semble pas m'oxygéner, moi.

(Ce phénomène n'est pas présent si je cours avec quelqu'un, je crois. Quelqu'un sauf un de mes proches. Manifestation non présente également s'il y a sentiment de grande urgence.)

...

Je me dis souvent que je dois entretenir mon corps pour quand je reviendrai.

Il serait dommage de réussir à revenir pour tomber dans un corps dégradé.

...

Si je me promène dans un beau paysage, plus ce sera beau, plus je déprimerai.
En effet, plus je serais triste de ne pouvoir l'apprécier.
Et plus je ressentirai mon sentiment de ne pas être " là ".

Ou, si je gagne une FERRARI, je déprime.
Pareil si je gagne de l'argent.
(heu, j'en ai besoin quand même !)

...

Si je mets de la sauce sur mon riz, comme pour " rajouter " afin de me faire "plaisir", j'ai l'impression subitement de perdre ma personnalité.
Comme si elle passait dans un broyeur et subissait une dissolution et une évaporation.
L'impression de perdre quelque chose, un pan d'esprit, que je ne retrouverai jamais.
Tout ce drôle de drame intérieur pour de la sauce !
...Alors je fais attention.

Ce phénomène se produit quand je suis en personnalité intelligente ou devrais-je dire intellectuelle ou spirituelle.
Cette rupture n'arrive pas lorsque je suis en personnalité morte...ou davantage corporelle. [Si !]

J'ai une réaction identique quand je reprends du plat, pour finir la casserole par exemple.
Idem quand je prends du dessert : Comme si ça me disait que ce n'était pas nécessaire, vital. Ou bien que je n'avais pas le droit de nourrir " cette vie ", la légitimer.

La personnalité est gelée sur place, instantanément, et tombe par terre tel un gros morceau de glace qui se fracasse en mille morceaux.
Irréparable.
Cette sensation ne fait pas mal mais on se retrouve comme un c... :
" Déculotté du cerveau ! " (sourire)

...

Permis Voiture :

Moi qui étais plutôt doué avec les déplacements dans l'espace et la maîtrise de machines, là, comme je planais, les notions de perspectives étaient comme passées à travers une loupe un peu déformante.
Je me faisais enguirlander par la monitrice auto-école, tel un nul car je maîtrisais mal le pilotage.
Un peu vexant ! ...beaucoup... (sourire)

...

Je conduis parfaitement. (moins parfaitement depuis le contenu du chapitre 13)
Cependant je ne peux avoir, ressentir le plaisir de conduire, apprécier le confort, aimer pousser les rapports et m'amuser avec les virages.   [si, un peu]
N'étant pas dans mon corps, je ne me sens pas dans la voiture, tout en sachant que j'y suis. C'est embêtant. (sourire)

Comment décrire : Je sais parfaitement intellectuellement que je conduis et que je suis là.
Je suis parfaitement conscient de conduire.
Pourtant il manque " quelque chose ".
Comme si je n'intégrais pas le présent instantané.
Mais comme je sais que je conduis, ça fait comme si.

...

Une fois, j'ai été moniteur pour accompagner, encadrer des handicapés mentaux et trisomiques pour les vacances.
Je cherchais dans la foule le groupe dont j'étais responsable.
Ce jour-là, je n'étais pas trop bien.
Ce n'est pas plaisant d'entendre une monitrice, nous dire :
« Ben, qu'est-ce que tu fais là mon grand, c'est quoi ton groupe, t'es perdu ? » d'un air autoritaro-maternel. Et d'avoir à peine de consistance pour dire :
« Heu ! non, je suis moniteur, pas handicapé...»

…

L'impression d'avoir une fausse vie, c'est pratique (humour) pour s'engager avec quelqu'un, matrimonialement.
En s'engageant, on a l'impression d'annuler les chances de sa vraie vie espérée.

Ou avoir l'impression qu'on n'a pas de genre de fille.
C'est quoi mon genre de fille ?
Que comme genre de remplacement.
Remplacement de quoi ?

…

Moi ? je n'ai pas de problème d'émotion.
Non, je ressens les émotions normalement.

Je ressens oui.

Mais je ne ressens pas ce que je ressens !
Comprend qui peut ! (sourire)
Je ne ressens comme pas.
Si, mais la sensation ne s'imprime pas, comme pas.
Sensation de " détachétitude " : ce terme inventé me parle mieux que celui de "détachement". C'est davantage spécifique.
Certains sentiments profonds restent, faut pas exagérer.
Certains touchent.

Si, si !...mais attention à l'oubli.
Non, les "profonds-profonds" ne s'oublient pas.

...

Une souffrance qui ne se souffre pas :
Dans le sens que, dans la gamme des sentiments humains, la nature n'avait pas prévu de " note " pour souffrir ce type de souffrance.
C'est malin ! ...
Comme si cette peine n'était pas exprimable.
Pas de larme pour ça, pas de déversoir : Faut-il en INVENTER un !?
Pourquoi pas !
Peut-on inventer un nouveau sentiment ?   (sourire)

...

En lisant ce livre, faites attention de ne pas projeter vos propres sensations ou votre douleur sur moi. Ce serait peut-être une erreur.
En effet, pour la souffrance non plus, je ne suis comme pas " là ".
Je suis difficilement saisissable... Malheureusement.
Je peux être au fond de la dépression, malheureux comme les pierres et être comme guéri instantanément de cet accablement profond par le simple sourire de la boulangère.

...

Je n'aime pas faire le ménage (pourtant c'est bien quand c'est propre et bien rangé) et je n'aime pas prendre soin des choses, des objets…comme sur mon téléphone tout neuf, très beau, comme si je voulais laisser des TRACES de VIE dessus. Des blessures ? Ou imprimer, graver la marque du TEMPS …qui m'échappe…qui "glisse" sur moi.
Trop propre, trop bien rangé, parfait comme sans vie ?

...

Pourquoi dit-on, lorsque l'on perd connaissance et qu'on revient ? :
« Reprendre SES esprits »
Y en a-t-il plusieurs ?
Chacun en a-t-il plusieurs ?
Oui, s'il y en a plusieurs, les miens sont lâchés, détachés. Et ils se baladent n'importe où, éparpillés.
Cela n'a pas l'air de les déranger, d'ailleurs...

...

Impression que l'on va perdre son esprit...
Et effectivement on le perd...(ou "comme perd"), et ceci pour n'importe quelle raison farfelue ou semblant l'être.
Alors qu'on ne l'avait pas déjà vraiment d'avance cet esprit...ou " comme pas ".
Ceci indépendamment du phénomène " Masturbation qui tue " qui fait changer de personnalité.
Enfin, pas complètement indépendamment car je perds beaucoup plus facilement mon esprit en personnalité vivante.

Pas facile de s'y retrouver dans tout ce bazar ! (sourire)

...

Retrouver sa tête...Chercher sa tête...
Mais c'est avec sa tête qu'on cherche. Et là, on ne l'a pas puisque c'est elle qu'on cherche.

Alors comment faire ? (sourire)

INTERRUPTION APRES INTERLUDE
CHAPITRE 7.

Sixième jour et septième jour.

Changement total.

Je ne peux plus écrire.

Ce livre n'existe pas, plus aucun sens.

...

« Hummm ! »

Le fait d'écrire quand même me relie de nouveau un peu à l'histoire que je voulais raconter.
Bien, bien ! (sourire)

Un souvenir d'existence est retrouvé, et une conscience se met, se remet, dans ma tête.
C'est pas mal...
Cette petite reconnaissance donne envie de dire : « Ouf ! »...quelque part...
La sensation de ne pas être dans son corps reste la même.

Cette sensation reste immuable, inchangée, parfaitement fixe depuis le basculement à l'âge de 19 ans. Mais dans cet état donc, des absences encore plus prononcées se produisent.

D'ailleurs c'est comme si les deux ensembles n'avaient pas de rapport entre eux :
Cette sensation de « Ne pas être dans son corps » règne puis il se trouve par ailleurs différents niveaux de consciences, différents échelons de dégradation psychique, différents semblants de personnalités et esprits plus ou moins loin.

Les deux phénomènes n'étant comme pas liés du tout.
Pourtant, la logique dit que c'est cette sensation de « ne pas être dans son corps » qui permet l'existence de ces états...barbares, barbants, irréels mais pourtant si actifs.

... Bien, il faut bien que je sois quelque chose..., une entité?
« Pas dans son corps » et A et B comme sous-produits.

A et B : Pas les mêmes pas moi-même !
Ou plutôt : pas les mêmes pas-là !

...

L'écriture me relie de nouveau à un espace connu qui me donne une existence...ponctuelle.
Je n'en aurais pas fait l'expérience, d'écrire ces lignes du début de cette page, je n'aurais jamais su que cette action pouvait me relier à moi.
Dans l'état où je suis, on ne sait plus rien quelque part.
On n'a plus le mode d'emploi de la vie, de l'action de vivre.

Et on peut errer, perdu, des "siècles" sans savoir comment faire alors que la solution est à un centimètre de soi.

Bref !

...

« Arrrr !! » En plus LAURAINE m'a recontacté parce qu'elle a fait une crise de d'angoisse déstructurante.

En dehors de sentiments de compassion et d'amour que j'ai pour elle, cette déclaration m'efface encore davantage et balaye mon livre. Moi qui ne voulais que l'aider.
Consacrer ma vie à la porter.

Destruction.

...

J'ai voulu me marier avec elle.
Elle me donnait envie de descendre sur terre.
Nous avons vécu tant de situations profondes.

Mais elle a dû se résoudre à me quitter.
Pas parce qu'elle ne m'aimait plus, mais parce qu'elle m'aimait trop.
Elle est mariée.

Dans mon état, on souffre de ne pas souffrir, on souffre de ne " comme pas " avoir de sentiment.
Ensemble nous avons voulu donc, tenter le diable, si on peut dire, en jouant avec les sentiments, en vivant notre attachement et cette osmose a fonctionné pour une part.
Je suis attaché à elle profondément.

Maintenant, même, cette attention, cet amour dépassait mes différentes phases et personnalités.
J'ai eu quelques " vrais " sentiments, et quelques "vrais" manques d'elle.

Tout ce chemin pour finir par une impossibilité.
Elle ne veut pas détruire sa famille " comme on dit ".
Ce qui est louable, bien sûr...

Vivant dans un cercueil dans le ciel. Bruno Tourneur.

Alors je dois me forcer à l'oublier.
C'est " couillon " quelque part...
     (sourire)

Je la trouve exceptionnelle, céleste.
Grâce à elle, j'ai vu qu'une personne pouvait me plaire.

C'est donc possible !!?

INTERLUDE APRES INTERRUPTION.
RÊVE.

J'ai lu hier sur un forum schizophrénie le message d'une personne dépersonnalisée qui disait sur la vie : « On est comme derrière une vitre. On peut voir la vie mais on ne peut pas la toucher. »

Oui, c'est vrai.

...

Aussi, le temps glisse sur moi sans me toucher...sans comme me toucher.

...

Tel un rêve ?

Imaginez la situation :

Vous êtes en train de rêver : un vrai rêve.
Vous rêvez votre vie.
Votre vie entière, c'est votre vie.
Mais vous n'êtes pas réveillé.
Vous êtes dans votre rêve.

Vivant dans un cercueil dans le ciel. Bruno Tourneur.

Vous savez que vous êtes en train de rêver.
Vous ne devez pas rester dans cet état.
Comment faites-vous pour vous réveiller ?

Si vous tapez au plafond de votre rêve, cet acte ne fait pas de bruit à l'extérieur : du bruit qui pourrait vous réveiller.

Non, taper au plafond de votre rêve ne représente qu'une action dans le rêve, c'est tout.

Comment se réveiller ?
On est dans un rêve mais on ne veut pas être là.
Quoi faire ?

Crier ?

Aller voir le chef du rêve ?

Il doit bien y avoir un chef dans ces lieux, un ordre, des règles...

Il doit bien y avoir une frontière, une LIMITE, non ?

C'est pas gagné ! (sourire)

Rien n'est consistant. Rien n'a comme d'importance. Rien n'a comme d'effet.

Quelle utilité de vivre ainsi ?

Tout peut se changer à sa guise, tout peut se comprendre comme ci ou comme ça...mais cette " liberté " ne reste que du rêve.
Si !
Quelque chose est palpable, quelque chose existe, quelque chose peut faire exploser ce rêve.

Une émotion profonde, la plus profonde possible,
Remontant le plus loin possible.
Remontant à une époque où même les rêves n'existaient pas.

Vivant dans un cercueil dans le ciel. Bruno Tourneur.

Il faut aller à la recherche de cette émotion.

Cette émotion, ce doit être son âme ?

Chemin en aveugle, pas facile.

En effet, il ne faut pas s'enfoncer davantage dans son rêve, au contraire.

On possède une partie de soi sur terre, éveillée, même si on n'a pas l'impression d'être dedans.
C'est cette partie qui doit travailler.
Et c'est cette " employée " qui viendra nous chercher, nous réveiller.

Alors gars, "bosse" bien, on t'attend !

Vivant dans un cercueil dans le ciel. Bruno Tourneur.

DEUXIÈME INTERLUDE APRES INTERRUPTION.

Je me suis tué donc.
Comprenez, j'ai tué ma personnalité.
Au sixième jour. J'en avais assez.
Puis, je me suis tué de nouveau encore deux jours après.
Bon alors là, on va repartir à zéro donc.
J'arrête de me tuer à l'instant.
Donc c'est le début du premier jour.

Trois jours sont nécessaires, je le rappelle, pour redevenir vivant.
Comprenez vivant pour la personnalité que j'appelle intelligente.
...Intelligente mais sensible à la dépression.

Je n'ai pas envie d'écrire. Mais là, je vais emmener les enfants chez leur mère pour quelques jours.
Je vais sans doute voir de belles filles dans la rue.
Je vais être confronté à l'interdiction de vivre.
Ainsi, je ressentirai que je n'ai que ce livre comme recours pour m'exprimer, pour vivre tout de même.
J'ai eu encore un regard insistant de la belle caissière avant hier. Elle battait nerveusement avec son doigt le ticket de caisse qui sortait de l'imprimante. « Ouh !!! »

Quelle est la signification de tout cela ? (sourire)
Deviendrais-je digne d'un regard ?
Là je suis trop anéanti, dissous, séparé, sans sentiment, pour tenter une approche...mais j'y pense.
Mon fils ALEX m'a dit de lui dire : « Vous allez bien ? »
Oui c'est sûr, c'est pas mal...
Moi, j'avais pensé à dire : « Un tel regard me donne envie de faire davantage connaissance avec vous. »
Bon allez bisou. (...)

...

Sans sentiment...Plutôt " comme " sans sentiment.
En effet, lorsque mes enfants me retiennent et me demandent de rester plus longtemps chez leur mère...qui, au passage, m'a gentiment invité à déjeuner..., sur le moment, je ne ressens pas beaucoup, mais quand je me retrouve dehors, seul en partant, ça déchire un peu le cœur.
Remarque : Cette petite blessure donne de la pêche... une consistance, une légitimité et de là, une existence ressentie, un support pour l'intelligence.
Je suis passé voir les vitrines des boîtes d'intérim.
Sur une façade est accrochée une affiche qui pourrait me plaire de câblage de prototype.
J'irai demain.
J'ai fait un détour au supermarché aussi pour voir si la caissière était là...mais non.
Qu'est-ce que ça fait peur de l'aborder.
Pourtant, avec la personnalité du moment, je suis plus percutant normalement, davantage physique.
Oui, mais en situation, tiens, TINTIN ! Je suis tout aussi trouillard.
J'ai l'impression de devoir parler à une personne d'un autre monde.
Ou justement ne faisant pas partie du rêve dans lequel je suis en permanence.
Ce décalage fait peur.
Mais qu'est-ce que c'est positif quand on y arrive.

Comme recevoir un vent d'oxygène.
Et qu'est-ce qu'on est content de soi.
Je repasserai demain aussi.

Là, je suis seul, sans les enfants pendant quelques jours, alors il va falloir que ça bouge!
...D'habitude, si je me retrouvais seul, je me tuais forcément. Plus maintenant.
J'ai fait des progrès. Je remercie le ciel.
En fait, aujourd'hui, je ne suis pas si démonté. Et j'ai envie d'agir. Formidable...
Le souvenir me vient de ce que me disait une psychiatre sur moi : « Rien n'est jamais acquis chez moi. »
Heu...on va essayer quand même.

Donc jour " 1 ".

Allez, pour l'instant Ménage. Activité très pénible avant.
... Faut pas que je perde la tête d'ici à demain matin.
Que je tombe dans l'oubli...de moi-même...

Cela commence déjà... non ! non ! non !
Mince...

...

Il paraît que les gens pas du tout spirituels, après leur mort, sont comme ceci : ne croyant pas à une continuité après la vie, leur esprit erre, sans que les personnes sachent qu'elles sont mortes.
Elles sont comme dans un rêve et elles s'étonnent que leurs proches, vivants, ne leur répondent pas, quand elles s'adressent à eux. Ces esprits continuent à vaquer aux occupations qui les caractérisaient de leur vivant sans prendre conscience de leur état.
C'est dans cet état que je me sens souvent.
Marchant dehors, tel un spectre invisible.

Pourtant, contrairement à ces esprits, je suis vivant..., mais je ne le sais qu'intellectuellement.

Ou quand je le sais, je l'oublie si vite.

La conscience ne " tient " pas.

C'est très rigolo ce que je raconte...(humour)

J'ai commencé un peu le ménage...mais c'est trop déprimant.

Alors je suis allé marcher dans la forêt...mais je dois faire demi-tour car les forces physiques me quittent.

Pas assez de profondeur pour écrire mon chapitre 8.

Restriction mentale, obscurcissement de la conscience.

Eloignement de mes résolutions pour demain : Intérim et caissière.

Bel exemple de coulage.

Bon bien, on va le faire quand même ce chapitre 8. Non mais !

Bien, et puis je suis un peu obligé car j'ai envie de dire des choses un peu trop tôt par rapport au fil de l'histoire du livre.

Bien oui, j'ai le cheminement du livre dans la tête.

Si je dis des trucs trop vite, ce n'est pas drôle. (...)

8.

BOULOT.

(Jour " 1 " donc...)

Il fallait ainsi que je me réinsère socialement.
A l'âge de 20 ans, j'étais chez mes parents depuis 1 an, en maladie, en recevant l'A.A.H (allocation adulte handicapé)

A ce propos, j'ai une petite anecdote.
Au bout d'un moment, j'ai voulu refuser moi-même le versement de cette allocation.
En effet, je ne voulais pas être considéré comme un handicapé.
Le refus a été accepté bien sûr et quelle fut ma surprise quelques mois plus tard :
Un courrier m'indiquait que suite à une erreur, un petit trop perçu m'avait été versé pendant des mois, que je devais rembourser.

Je me suis rendu à la Caisse d'Allocations Familiales pour dire que, puisque j'avais renoncé de moi-même à cette allocation, on pourrait me faire cadeau de ce remboursement.

Vivant dans un cercueil dans le ciel. Bruno Tourneur.

On m'a répondu qu'il n'y avait pas de case sur l'ordinateur indiquant une intention personnelle d'arrêt d'allocation et que de ce fait, je devais payer.

Belle récompense pour ma loyauté ! (sourire)

Souvent, aucune " case " ne me correspond.

...

Dans le cadre de cette réinsertion, j'ai exercé beaucoup de petits boulots.
J'ai même fait un stage, un « TUC » (travaux d'utilité collective), dans l'établissement où j'avais passé mon BEP.
Je me retrouvais ainsi en compagnie de mes anciens professeurs, dont Monsieur COLLIN.

Mais il n'y avait plus ce charme. J'étais déjà tel un étranger. Il n'y avait plus cette convivialité.

Pourtant, ils étaient toujours aussi sympa ces profs...mais cette impression devait venir de moi.
J'étais comme oublié.

Pourtant j'ai expliqué un peu à Monsieur COLLIN que j'avais eu des problèmes m'obligeant à stopper les études.

C'était si bien dans cette classe.
Le retour était un peu douloureux, moi qui étais diminué.

Au cours des années suivantes, j'ai eu de vrais emplois.
Mais toujours avec des fins.
Deux ans d'intérim à THOMSON CHOLET.
Cinq ans de CDI (contrat à durée indéterminée) à PHILIPS, au Mans en tant que dépanneur de téléphones mobiles.

Mille embauches, mille licenciements économiques cinq ans plus tard.

Trois autres licenciements économiques en cinq ans en tant que technicien responsable d'un parc de distributeurs automatiques de location DVD.

J'aimais bien ce travail, j'avais tous les avantages d'un patron, sans les inconvénients.

La liberté...quand on a goutté à ça !...

J'avais repris des cours du soir aussi pour obtenir un BAC et je suis également passé par l'A.F.P.A. (formations professionnelles pour adultes)

Dans cette vie, je déprimais très souvent, pour ne pas dire constamment.

Je travaillais et je déprimais, arrivant au Week-end. Alors que tout le monde était content d'avoir fini la semaine.

C'était charmant... La honte.

Une vie lourde.

Grâce à la prime de licenciement de PHILIPS, nous avons fait construire, ma femme et moi.

Je rends hommage à PHILIPS.

Les responsables se sont très bien occupés des gens licenciés.

Avec des compensations financières remarquables.

...

Faire construire me faisait mal quelque part, ...fuir.
Construire alors que je ne suis rien.
Comme trahir ce rien.
Pas pratique !(...)

9.

MARIAGE.

Ah là là...

Je ne croyais pas être capable d'aimer ou d'être heureux.
Et je me voyais bien, avec regret, vivre seul toute ma vie.

Avec SYLVIE comme femme, que j'ai épousé à l'âge de 27 ans, je me suis dit alors que je pourrais sans doute rendre une personne heureuse... à défaut de l'être moi-même.

Ainsi, je n'aurais pas une vie totalement vide et inutile.

Et puis, ce projet représente de la réalité.
C'est le plan, de faire le maximum de réalité pour soigner mon trouble.

Alors, allons-y, on verra bien ! ...

Le jour de mon mariage, j'étais très angoissé.
Comme si je trichais ou faisais semblant. Parodie ?
J'avais expliqué mon trouble à SYLVIE auparavant.

Je ne voulais pas la prendre en traître quand même.

Je me disais que de toute façon, je ne pouvais pas, avec mon problème, espérer une vie meilleure.

Je n'étais pas amoureux mais SYLVIE m'avait touché quand même, elle était gentille.

Au début de notre mariage, quand je n'allais pas bien, je lui disais que je ne l'aimais pas.

Mais que cette incapacité était due à mon problème.

Cette situation refroidit quand même, bien sûr.

Elle a supporté ma déprime et elle devait s'en protéger.

Situation pas très heureuse, vous l'imaginez.

Je suis content pour elle qu'elle m'ait quitté et ait trouvé le bonheur avec un autre homme.

Je l'ai même aidée pour ça.

Avoir des enfants aurait dû me conforter ?

Oui et non.

C'est déroutant de ne pas s'apercevoir (de ne comme pas s'apercevoir tout en le sachant) que ses enfants sont ses propres enfants, que sa femme est sa femme, que sa maison est sa maison.

Avec mes enfants, pour contrecarrer cette « distance », cette absence affective instantanée, je me suis mis très proche d'eux.

Si bien que nous sommes en fait très liés.

Ils m'aiment beaucoup.

Et moi aussi…à ma façon…

Et un avantage avec moi, c'est que je ne cache rien de mes sentiments et de mes sensations et je parle facilement de tout. Pas de tabou.

Mes enfants sont au courant de mon trouble et on peut en parler autant qu'ils le veulent.

...

J'ai constaté plus tard que je pouvais être amoureux.

...

C'est dans l'affectif que mon trouble est le plus embêtant, enquiquinant.

Etre avec une personne qu'on aime, être tout proche physiquement, couché près d'elle, la toucher de ses lèvres...
Et ne se sentir soi-même que comme une " brumisation " d'antimatière au centre de la tête.
Une vapeur de poussière sans atome semblant se trouver au milieu de l'espace sidéral.
Alors qu'on voudrait se sentir avec la personne allongée tout près de soi.

Avoir un sexe, qui peut même bien fonctionner, et ne pas se sentir dedans..., dans son propre sexe.
C'est comme ne pas en avoir.
Ou avoir un sexe mais ne pas avoir l'impression qu'il est à soi. (Sans pour autant trouver qu'il est à quelqu'un d'autre.)

Désir sexuel sans appareil sexuel, comme avoir faim et ne pas avoir de bouche ni d'estomac.
Pas top !
A chaque rapport je tombais en dépression.

...

Désirer ardemment embrasser le corps d'une femme.
Et quand on le fait, ne pas être dans ses propres lèvres pour sentir le contact.

Vivant dans un cercueil dans le ciel. Bruno Tourneur.

On sent le contact, pourtant...mais un vide entre ce contact et soi-même est là.

Un espace fantomatique ?

En général, je ne ressens pas la fellation.
Comme si j'avais le sexe anesthésié...ou mieux : pas de sexe. Un nuage.
Et là, je ne sens même pas le contact parfois.
Pourtant quand je me touche, je sens.

Je ressens les caresses...ou "comme ressens".
C'est très bon...avec néanmoins l'impression que ce n'est pas tout à fait moi qui les reçois. Si, c'est mon corps. Même si je ne suis pas parfaitement dedans.
C'est " touchant " quand même, ça veut l'être.
Parfois quand une scène amoureuse se joue, je ne dois surtout pas parler, surtout pas demander un " attardement " dans un endroit, surtout pas dire que j'aime...
Et surtout ne pas faire de caresses à l'autre personne pour répondre et partager ensemble.
Si je le fais, le ressenti disparaît immédiatement.
Et toute action devient fausse, préméditée, comme devant obéir à un code de bonne conduite de rapport amoureux, à une norme...artificielle. Spontanéité inaccessible.

En fait, je le ressens comme ceci :
Comme si mon état naturel était d'être comme dans le coma.
Dans cette position, je me sens davantage moi.
Si on caresse quelqu'un dans le coma, il ne peut pas répondre, même s'il ressent.
Il ne peut pas participer ou demander davantage.
Moi, si je le fais, si je parle, je sors de ce " comme coma ".
Alors je ne suis plus moi, et je ne ressens plus rien.

C'est super pratique pour aimer ! (humour)

Souvent, quand je suis avec une personne au lit, je sens que ma sensation d'absence est irrémédiable.
Je l'éprouve en direct, concrète, solide, quoi que l'on me fasse, toutes les caresses possibles et imaginables.
Immanquablement seul, contact impossible.
Davantage qu'impossible !

A ce moment précis, je crois que je serais " touché "... Terme important : Touché dans les deux sens, affectivement et physiquement...
" Touché ", si j'étais avec " une fantôme ".
C'est-à-dire une personne pas dans son corps comme moi. Une personne de la même planète.
Perdue aussi quelque part.
...personne que j'aimerais tant…
Je la guérirais, ça serait bien... (sourire)

Je ne sais pas si ce plan serait forcément très heureux.
Une relation de couple avec quelqu'un comme moi.
Je la guérirais sûrement en tout cas. (sourire)
J'adore faire ça.
Je n'aime que ça.

...

Quand une femme va pour jouir, tous mes moyens se coupent.
C'est très frustrant pour les deux partenaires, vous l'imaginez.
...Bien oui, je ne suis pas " là ".
Comment se fait-il que je fasse jouir quelqu'un ?

Pourtant ça a marché !

[t'es sûr ?...]

Je suis allé voir la meilleure fille du monde. (humour)

Oui, la meilleure.
Allez, disons une des meilleures.
Faut laisser une place à celle que je cherche.

Une fille incroyable, qui se dit pourtant ultra nulle en sexualité jusqu'à aller ne jamais la ressentir.
C'est vrai qu'on pourrait croire à cette insensibilité.
Pas moi !

L'extase.

UNE ANECDOTE DANS CETTE RELATION :

J'ai eu une réaction surprenante.
Je ne savais pas qu'un tel phénomène puisse exister.

Au cours d'un ébat amoureux, je me laissais faire.
J'étais sur le dos.
Cette femme promenait ses doigts vers le bas de mon corps.
Et elle s'est attardée sur un secteur précis.
Sous le testicule.
Elle dit que c'est un bel endroit.
Qui d'autre trouverait cet endroit joli ?
Il n'y a qu'elle, non ? (sourire)

Cet attouchement sur ce secteur a provoqué chez moi un bouleversement psychologique profond inexplicable.
Cette femme possède un don magique sans qu'elle le sache, et sans qu'elle veuille l'admettre. Ce n'est pas possible autrement !
(sourire)
D'où tient-elle ce " savoir " ?
Et c'en est un parmi d'autres.

Un puits de lumière venant du ciel.

En effet, après cet acte précis, je me disais sans équivoque, de façon profonde, complète, émotive, telle une image venant du paradis, et pourtant comme un sentiment " normal ", établi :

« Je veux vivre avec elle ! »,
quels qu'en soient l'enjeu, les conséquences.

Cette révélation passait en premier.

C'était " Ça " !

Un lien magique. (sourire)
J'avais désormais ce sentiment irrévocable au fond de moi, que je pouvais me donner sans retenue.
Autorisation absolue.

Etonnante conséquence d'une petite action physique.

Dommage, cette relation qui a duré un petit moment, n'a pas pu continuer pour des raisons...extérieures.

Mais je m'avance un peu trop dans mon livre.

Revenons au cours de l'histoire.

10.

SAMANTHA.

(Toujours jour " 1 ")

Voilà, une vie de déprime pendant une quinzaine d'années.

Mon trouble tellement bizarre, inconnu, auquel je ne devais plus faire attention puisque que...puisque quoi ?

Ce ne devait être que du délire, alors il fallait simplement se préserver. Une folie à oublier.
Faire au mieux...pauvre de moi.

Et puis ça ne devait pas être grand chose, bien oui : mon problème ne se voit même pas !

Seul mais l'acceptant.
Quoi faire autrement ?

J'étais comme cela et puis c'est tout, point.

Ma femme me disait : « Arrête de chercher par monts et par vaux. Accepte-toi comme tu es et c'est tout, et tu verras, ça ira mieux !

Prends des médicaments ! »*
Non ! Jamais je ne me contenterai de ce que je suis !
M'accepter tel que je suis, quelle simple solution.
Pour ne plus embêter tout le monde aussi, c'est ça ?

Et puis, je m'accepte comme je suis, cela n'a pas de sens.
Je m'admire même à vivre avec " ça ".

...

Je n'avais même pas de nom à mettre sur mon trouble.
Fallait vraiment que ce soit si peu digne d'intérêt.

Même par les psys...
Si, il y eu donc le fameux mot « psychose » dit par ma première psychiatre.
Mais ce diagnostic ne collait pas beaucoup.
Rien que dans le plus simple des dictionnaires, il était indiqué que le psychotique ne s'aperçoit pas qu'il est fou.
Ce qui n'est pas mon cas, je m'aperçois de tout.

Il y eu un terme « schizoïde atypique » une fois.
Ou simplement « manifestation d'angoisse », une autre fois.
Alors que je ne me sens pas angoissé.

Rien de bien consistant.

La misère quoi...

Je n'étais pas considéré comme schizophrène. Je la frôlais quand même.
Tans mieux, je ne voulais pas être schizophrène.
Pour moi, j'avais " attrapé " un truc de fou mais je n'étais pas fou.
Malgré tout, j'ai toujours senti ma conscience comme saine...quelque part.

Bref !

* Qu'on me propose facilement.

Puis il y a cinq ans, j'ai découvert Internet !

Ah là là !!

Stupéfiant. Miracle !

J'ai vu que des personnes avec un trouble ressemblant au mien se décrivaient.

Quoi ?!!! Des gens comme cela existent ?!

Des personnes qui comme moi ne trouvaient aucun écho dans le milieu médical et psychologique à leurs sensations insolites et pénibles.

Et j'ai même trouvé un terme à mon trouble!

Incroyable !

Dans lequel je me reconnaissais !
Je n'étais plus seul !
...comme plus seul.

Ce terme béni c'est : « Dépersonnalisation chronique ! »

Il n'y a pas à dire, mais quand on met un nom sur son problème, ça change tout !
Ça impulse !
De plus, ce qui était rassurant, c'est qu'avec ce trouble, malgré tout spécial et grave quelque part, il était indiqué que ce n'était pas (pas forcément) de la schizophrénie ou même de la folie.
Cette description correspondait avec le fait que je ne me sentais pas fou, malgré mes drôles de manifestations.
D'ailleurs quand je disais à mon entourage que j'étais fou, tout le monde me disait : « Mais non, t'es pas fou ! »
...En me prenant pour un imbécile, au passage... (sourire)

Vivant dans un cercueil dans le ciel. Bruno Tourneur.

Je n'étais donc PAS FOU !

Ça fait plaisir !
Soulagé d'un poids.
Adieu " psychose " !
Pas fou, pas normal : entre les deux !

Un trouble très peu connu, qui existe pourtant ! : décrit dans le cahier officiel de psychiatrie DSM IV, en sous-catégorie pour le côté chronique.
Une psychiatre semble même s'être spécialisée dans ce trouble :
Docteur DAPHNE SIMEON à NEW YORK.

...

J'ai également découvert les mails et les messages instantanés. Magique.
J'y ai fait une rencontre (virtuelle) qui a bouleversé ma vie :

SAMANTHA.

Cette jeune fille m'a parlé de ses problèmes. Elle pensait au suicide.
D'entendre cette souffrance, de voir cette sensibilité m'a provoqué comme une explosion dans la tête.
Une bombe thérapeutique.
Moi qui déprimais tout le temps, continuellement fatigué, accablé, terrassé, là, mon sang s'était changé en nitroglycérine.
Je voulais remuer ciel et terre pour l'aider.
Il ne m'a pas fallu plus de quinze jours pour perdre mon " bide ", en faisant des footing tous les jours.

Je pensais à elle constamment.
Mais vraiment constamment !

Normalement, penser à quelqu'un de cette façon, fait obsessionnel. Cette excessivité rend fou si on peut dire.

Moi, j'étais comme déjà fou d'avance, si bien que là, cette activité énergétique me transcendait. Ou cette pression salutaire me rendait comme normal ou faisait vivre une partie en moi.

...C'est sûr, décrite comme cela, l'affaire n'inspire pas beaucoup confiance. Ah ! ah ! ...

Moi qui me croyais insensible à tout, là, j'étais touché à deux cents pour cent.
Cette relation n'a pas eu de suite mais la machine était amorcée.
La fragilité douloureuse de cette jeune femme m'a tellement transpercé que j'ai résolument voulu monter un cabinet de psychanalyse pour sauver des gens.

Surtout des gens, qui comme moi, n'avaient jamais trouvé d'écho à leurs problèmes trop profonds ou spéciaux.
Je l'ai fait.
Moi qui n'entreprends jamais vraiment rien normalement.
Je me suis lancé.
J'avais " une " foi.

...

Ah ! ah ! ah ! C'est facile d'être le patient dans un cabinet !
S'amuser comme on veut.
Etre parfaitement à l'aise.
D'ailleurs c'est même l'endroit où je suis le plus à l'aise dans ma vie pénible.
Le lieu où justement je ne souffre pas :

Aucun rapport avec une thérapie !

Mais quand on passe de l'autre côté du bureau, « ouh là là ! », ce n'est plus pareil.
Là, ça devient " sérieux ". (sourire)
Je ne dirais qu'une chose :
C'était profondément BON pour moi.

...

J'oubliais : j'ai eu des relations virtuelles très approfondies et très affectives avec des personnes.

Ces proximités ont provoqué la réactivation de ma théorie datant de mes vingt ans.

" L'explication " s'est développée.
Je me suis APPRIS encore davantage.

" Apprendre " à défaut de " prendre "...

Des relations parfois merveilleuses, exceptionnelles, parfois catastrophiques en terme de souffrance.

C'était rigolo... Je dis cela maintenant...

C'est étonnant, dans une thérapie, qu'un thérapeute me donne, je n'apprends comme rien.

Alors qu'au contact de personnes, des vrais sentiments, des vraies émotions, je découvre.

Et plus les sentiments des personnes sont profonds, plus je m'approche de moi et j'apprends.

Tels des guides.

De la "thérapie réalité" : comme la nommait une personne qui la subissait de ma part...et l'appréciait, je précise ! (pas toujours... Sourire…)

Je provoque ainsi les sentiments les plus profonds chez les gens. Quand il y a des problèmes coincés, ça déménage et ça remet à l'heure.

J'ai du mal à supporter un problème en suspens chez quelqu'un.

Je le casse pour crever l'abcès. Ce n'est pas toujours apprécié. L'attaque fait mal. Ce n'est pas toujours apprécié...tout de suite ! (sourire)

…

Qu'y avait-il de nouveau dans ma théorie ?
C'est le sujet du chapitre 11.

11.

RÉACTIVATION.

(Toujours jour " 1 ")

Bon, je vais faire une pause.

En effet, je suis capable de tout raconter d'une traite de façon banale sans profondeur, sans susciter l'intérêt, sans sentiment, sans détail, comme sans souvenir, comme sans mémoire.
Sans souffrance.
Récit froid.

...sans âme ?

Non, faut le rendre joli ce livre quand même. Zut alors !
(sourire...berk !)
Oui ça gâche la marchandise quand même !

C'est la personnalité actuelle qui fait ça (jour " 1 ").
Dans trois jours j'aurai l'autre.

A+

Vivant dans un cercueil dans le ciel. Bruno Tourneur.

- Tu parles ! Quand l'autre personnalité est là, elle ne s'occupe pas du livre.
Elle a bien d'autres problèmes.
- Ah ! ...

[- Ça dépend !]

[- Ou dans l'autre personnalité, je trouve mon livre nul et " chiant "]

[- Non ! Il va falloir l'éditer ce livre !!!]

[- Ouille !]

INTERLUDE APRES CHAPITRE 11.

Jour " 2 ".

Ah oui, c'est vrai, j'ai failli mourir...il y a un an.

Je cherche du travail. J'ai bien réussi à me rendre à la boîte d'intérim.
Je n'étais pas trop faible physiquement. Pas de cerveau "court-circuité à la masse".
Pas de tête écartelée dans " l'au-delà ".

La réceptionniste était même belle, bien charnue, doux charme, vivante. Que c'est beau une femme...
Et je me sentais digne de plaire.

Je me disais, c'est vrai !
J'ai failli mourir.
J'ai été agonisant pendant des mois.
Alors maintenant, je veux vivre.
Prendre ma revanche.
Montrer que j'existe.
Foncer...   dans un travail.

Vivant dans un cercueil dans le ciel. Bruno Tourneur.

Puis j'ai tondu une pelouse chez des personnes retraitées, (chèque emploi service : Merci Monsieur BORLOO * !), et ça m'a bien calmé !

Ah, j'ai vu ma petite caissière, (sourire)
mais son regard était moins insistant.
Pourtant j'étais sûr de moi et je commence à vouloir savoir ce qu'il en retourne de son regard.
Je la trouve décidément charmante. J'étais prêt à engager une conversation, il manquait une circonstance infime pour amorcer.

Je suis pas trop bien là.
Seul.
Encore moins moi.
Tête sans esprit, décrochée sans guide affectif
Je me demandais presque quand ma femme allait rentrer ce soir.

Elle ne rentre plus.
Je ne pense pas à cela d'habitude.
Comme si j'avais oublié que nous étions séparés.

D'ailleurs, je ne me suis pas trop aperçu que j'étais marié, alors pourquoi m'apercevrais-je que je suis séparé...
Bien si un peu...

J'ai la tête cassée encore.
Je suis faible comme toujours.
Et la moindre descente dans le plus faible encore, me guette...

* Ministre du travail, de l'écologie maintenant.

CHAPITRE 11 REPRIS APRES INTERLUDE.

(Troisième jour.)

Zut ! Je me suis tué de nouveau cette nuit.
Je me remettais dans le " bain " d'une relation virtuelle proche.
Bien non, ça a l'air d'aller. J'ai les idées claires.
Attention ! Rien que de le dire les obscurcit !

PRÉCISION :

Dans ce que j'écris juste après, deux pensées venaient en même temps, ceci rapidement, comme une cascade émotive en binôme.
Pour plus de clarté, je sépare ces deux idées par un trait.
Je rédigeais ce qui suit sur un carnet, dehors, devant la salle d'attente d'un cabinet de radiologie. J'avais rendez-vous pour mon mal de dos.
Voici, ça commence...

Vivant dans un cercueil dans le ciel. Bruno Tourneur.

J'ai donc eu des relations très proches.

J'ai découvert qu'en fait, au cours de ma naissance, il a dû se passer un événement " spécial ".
Je suis resté bloqué au col et une césarienne d'urgence a été décidée.

Relations proches comme avec cette personne...

[Un événement spécial et c'est cela la nouveauté dans mon " explication ".]

J'ai vu l'image de ma sortie du ventre de ma mère...

...vue du plafond !

Du plafond de la salle d'accouchement ?
Oui.

J'ai cette image au fond de moi.
- Je suis donc mort un instant, pendant ma naissance ?
- Oui, semble-t-il.

- Ah !...

[Heu…la ligne ci-dessus est le centre du livre, le centre de gravité…sourire]

Le but du jeu était alors de revivre ma naissance et réussir à passer ce moment de mort, enjamber ce puits sans fond. Mince !

Cette personne avait un trouble encore plus profond que le mien. En effet, moi je n'étais pas né, elle, n'était pas " faite " !
C'est la conclusion à laquelle j'étais arrivé pour la comprendre.
Oui, lors de sa propre conception, les conditions étaient tellement " pas bonnes ", que son esprit n'a pas voulu se mettre dans la chair.
(Elle est un enfant de remplacement après la mort d'un bébé frère de quelques mois, décédé deux mois plus tôt...sans que ce soit expliqué à l'époque à cette personne.)

Elle était donc telle une étoile, un ange, pas encore incarnée... quelque part... dans le paradis ?
Elle avait des visualisations particulières sur son propre esprit, qui accessoirement m'ont montré que l'on existe même avant d'être conçu.

J'ai bombardé d'amour non-amoureux cette personne pour lui donner envie de venir sur terre.

J'ai même carrément été comme enceinte d'elle tellement il lui fallait du réconfort.

[Rien ne résiste à un tel amour. Aucun problème psychologique, je veux dire.]

Une anecdote : J'avais même peur de manger un cornichon de crainte que celui-ci ne la pique.
Elle qui était pourtant à des centaines de kilomètres de moi.
Oui, cette relation se passait en virtuel, dans un premier temps.

Cette façon amplifie l'irréalité, l'imaginaire et pour des troubles d'esprits, ce virtuel peut provoquer des situations incroyables, impossibles dans la réalité.
Cette " proximité distante " facilite les transferts.

Cette personne me disait par la suite :
« Vous m'avez guérie de ma maman. »

C'était mon bébé.
C'est bon d'être enceinte.
J'étais sa maman et par ailleurs, elle voulait bien être aussi ma maman.
En effet, moi je cherchais un ventre pour naître.

C'était rigolo, j'étais son bébé et sa maman, à tour de rôle et réciproquement : elle était mon bébé et était ma maman.

───────────────────────────────

J'ai vu l'image au fond de moi de ma sortie du ventre...vue du plafond.
Cette mort expliquait tous mes comportements.

Les conséquences devenaient logiques...si on peut dire.

───────────────────────────────

Un jour, après avoir dépassé le stade virtuel de notre relation d'extrême proximité, j'ai voulu me poser sur son ventre (poser ma tête).
Cette personne a bien voulu, sachant ce que cet acte voulait dire pour moi.
Eh bien, je me suis senti soudain " présent " dans sa salle à manger.
J'étais quasiment descendu du ciel.

Cette personne me disait que je n'avais pas le même visage.
Elle non plus d'ailleurs n'avait pas le même visage.
Il était devenu jeune.
Un autre jour au téléphone avec cette femme, j'ai senti que je tombais du ciel, entre les nuages, dans une descente vertigineuse. Une sensation véritable.
Et ma tête s'est remise à " l'endroit " quelques secondes. Normale. « **Là !** »

Quelques secondes de normalité en 24 ans... !

...

C'était bon d'être enceinte et c'est bon d'avoir une maman qui donne son ventre...
D'où l'accident cette nuit. (sourire)

Malgré cet accident (masturbation), je suis bien : surprise !

Ce n'est pas un hasard !?

Je me souviens maintenant de ma théorie de mes 20 ans.
Elle disait que ma sexualité n'était plus normale, ou que je n'avais qu'une moitié de sexualité car j'avais, en parallèle, une deuxième sexualité.

Une sexualité fœtale.

Sexualité fœtale avec la naissance qui en représente la jouissance, l'aboutissement.
Une sexualité excitée par des attentions maternelles.

Dans la sexualité génitale, adulte, la jouissance est un peu comme une naissance.

Vivant dans un cercueil dans le ciel. Bruno Tourneur.

Un lien existe entre les deux : naissance et sexualité.

Moi, ma naissance amène donc une mort.
Ainsi, avec une éjaculation, je meurs.

Cette personne a grandi, pas moi.
Alors je n'ai plus mon bébé et plus ma maman.
Tans pis, (...) je l'ai aidée à grandir davantage.
Dans sa tête, elle ne savait pas si elle était une fille ou un garçon : normal, avant la conception.

Maintenant, elle le sait.

Fin de la cascade.

...

Je suis en train de passer une radio pour mon dos. « Ouf ! »
Je reste le même.
J'espère que mon cerveau n'a pas souffert.
Je suis sensible, semble-t-il.
Par exemple : une communication avec un téléphone portable collé sur mon oreille pendant 10 minutes me donne un trouble schizophrénique avec l'impression d'avoir un trou dans la tête gros comme une balle de tennis, pendant quinze jours.
Cette radiologie m'a coupé mon discours.
Zut ! j'écrivais ce chapitre sur un carnet dehors, au soleil.
Je n'aimais pas cette salle d'attente.

J'ai réussi à parler quinze minutes avec ce texte cascade.
J'ai réussi à parler vraiment.
« Rah là là ! »

Vivant dans un cercueil dans le ciel. Bruno Tourneur.

Je ressentais un sens.

...

Mort : ce qui explique que la psychologie ne m'atteint pas.
C'est gentil la psychologie (1er degré), mais quand il s'agit de mort, ce n'est plus...le même monde.

...

De retour chez moi après le rendez-vous de radiologie.

Bon, le compteur doit être mis à zéro...le conteur.
Bien " re-tué " de nouveau pour le coup.
Jour un.

Il faut attendre.

DÉVELOPPEMENT CHAPITRE 11.

Une relation très proche m'a permis d'atteindre une image au fond de moi.
Le but du jeu était alors de revivre ma naissance et réussir à passer ce moment de mort, enjamber ce puits sans fond.

Est-ce possible ?

Passer dans la mort ?

Je n'ai pas spécialement peur de la mort, mais je n'ai pas envie de mourir : comme la plupart des gens, j'imagine.
Je n'ai pas de goût particulier pour la mort.

Traverser un voile de mort : n'est-ce pas ce voile qui me recouvre ?

BON ! Ressusciter ! Renaître ! J'espère que c'est tout !
Ça va être un peu dur sinon ! (humour)

QUELQUES SECONDES DE NORMALITÉ EN 24 ANS.

C'était comment ?

Oui, c'est " comme " si facile.

Esprit dans sa tête.

Un éveil...

Alors qu'on est déjà éveillé. Non ! Ce sont deux mondes distincts.
Ou oui, se réveiller d'un rêve alors qu'on est éveillé.
Ce n'est pas un rêve alors, c'est quoi ?

Tout reprend son cours de lui-même, comme si la dépersonnalisation n'avait jamais existé.
Dépersonnalisation ? ! Cela ne peut pas exister une telle aberration !...

Sensation si subtile, légère...qui change pourtant tout.

Un robot qui reçoit une âme, et devient vivant.
Oui, c'est ça.
Magique.

Un corps qui reçoit SON esprit.
Le LIEN entre les deux.
Imprégnation, imbrication parfaite, fusion instantanée.

Vivre ce retour, ça vaut le coup !
Plus de douleur, de tourment.
Le calme, la lumière, simple.
Le sens, l'évidence, la vie.

Plus besoin de se chercher, sans cesse.
On est là, comme c'est normal et comme ça ne semble pas pouvoir être autrement.

1+1 = 2
Clairement.
En dépersonnalisé, on n'en est pas complètement sûr.

Une arrivée sur terre et on est humain, naturellement.

Et ça repart.

On ne peut pas tenir ça.
Comment tenir un esprit ? Son esprit.
Avec ses mains ? sa volonté ?
Foutaise.

Pourquoi ne reste-t-il pas ?
Quelque chose ne lui plaît pas ?
On n'a pas fait ce qu'il faut...ou pas assez ?
Il ne se sent pas assez compris ? Reconnu ?
Sa place est là pourtant.
Ce n'est pas suffisant, semble-t-il.
Pas assez aimé ? ou pas comme il veut ?

Ou je n'aurais pas encore pris conscience de quelque chose, pas encore découvert...?

...

Dans la relation de proximité avec cette femme, j'avais l'impression qu'elle était enceinte de moi, moi fœtus.
C'était amusant, cette personne, dans un supermarché, s'était surprise à passer aux caisses pour femmes enceintes, et elle redécouvrait des sensations physiques intimes éprouvées lorsqu'elle était vraiment enceinte de ses enfants.
Je sentais cette personne enceinte de moi, sur le point d'accoucher.
C'est cette configuration qui m'a fait descendre.

Je ne me souviens pas quand l'image au fond de moi de ma sortie vue du plafond m'est apparue.

Elle est là, intemporelle.

12.

ET PUIS APRES ?

Jour "1".

Bon, je suis mort un instant à ma naissance.
Et puis après ?

Je suis toujours dépersonnalisé !

Tout ça ce ne sont que des mots !

...

Pas de visage.

...

Prison sans porte ni fenêtre.

INTERLUDE APRES CHAPITRE 12.

      Ce que j'écris n'est pas forcément très bien.
Mais je ne peux pas revenir dessus pour améliorer, rendre plus beau ou plus plaisant.
      En effet, j'aurais l'impression de trahir celui qui a écrit.

      Celui ? : un bout de moi ponctuel.
      ...que je reconnais à peine ?

      Ou voir ce que j'ai écrit me montre que je suis tombé bien bas.
      De plus, je trouve cela gênant de lire.
      Soit je trouve cela nul, ce que j'ai mis, soit je suis enclin à le nier.
      Ou je voudrais en rajouter...mais justement : cela fait " rajouté ".

      [Je suis obligé de revoir mon texte pour les fautes …etc. C'est un " livre ", pas une anamnèse. Et en fait, ça se passe bien, c'est même un plaisir, un travail (sourire)]

      [Travailler mon livre : je ne fais plus que ça !]

INTERLUDE 2 APRES CHAPITRE 12.

Jour " 2 "

Il faut attendre.

Sec, vide.
Je resterais au lit toute la journée...sans vie ?

Pas la bonne personnalité pour écrire.

Ces jours-ci, j'écoutais une musique de ma jeunesse (avant de " tomber fou " à 19 ans) que je redécouvrais.
« TRUST L'ÉLITE. »
C'était chouette aux boums avec la guitare électrique comme si elle parlait.

Mais là, plus rien.
Si ! J'écoute, je regarde sur YOUTUBE sur Internet, « Je suis malade » de SERGE LAMA avec différents duos de la STAR ACADÉMY... et avec DALIDA bien sûr.
HOFA, SOFIA, EMMA DAUNAS.

Ça c'est de l'émotion !

Vivant dans un cercueil dans le ciel. Bruno Tourneur.

Ça m'en remet...un peu.

CHARLES HAZNAVOUR également : « Rien oublié »
Duo Céline DION, Barbara STREISAND : Tell him.

Parfois, une boule tremblante au ventre me fait presque venir les larmes.
C'est beau. (sourire)
Un duo virtuel avec LAMA et DALIDA, alors qu'elle est morte.
Comme si elle chantait d'outre-tombe.
Subtile magie. Distillation d'âme.

Celui qui crache sur la STARAC n'a pas de cœur.
Et je m'y connais en " sans cœur " ! (sourire)

Mes enfants reviennent aujourd'hui.
Je n'ai pas été très efficace pendant ce temps seul...question boulot.
Et si ça continue, mon linge va moisir dans la machine.

Jour " 3 ".

Régression fœtale.
Pas bon !
J'arrête tout.

Pas tué.

... Jour " 4 ".

Tête sous l'eau.

INTERLUDE 3 APRES CHAPITRE 12.

J'ai parlé à la caissière.

J'étais dans un état inconnu ni d'ÈVE ni d'ADAM et je me suis décidé à lui dire d'un air détaché... :
« Excusez-moi, si c'était permis, j'aurais bien aimé faire votre connaissance. »

Ma voix ne portait pas du tout et je devais passer pour un type bizarre qui parle.
Je ne la regardais pas dans les yeux et j'avais un sourire sans sens, imbécile...tel un pervers timide.

Je dois lui faire peur maintenant.

Elle a effectué un mouvement de tête étrange, un choc vers l'avant, dans lequel voulait sortir un mot, semble-t-il.
Puis elle s'est retenue en se concentrant sur son travail.

J'ai compris, j'imagine, qu'elle trouvait ma phrase complètement déplacée alors je suis parti, tremblant, en ayant l'air d'un vrai abruti, handicapé mental.

Vivant dans un cercueil dans le ciel. Bruno Tourneur.

Elle recevait semblait-il, dans son choc de tête, un esprit qui tombait dans elle d'un seul coup.
Je provoque même des choses bizarres chez les autres.
Pauvre de moi ! (sourire)

...

Je suis rentré, je me suis tué.
(Comprenez, j'ai tué ma personnalité ou du moins le truc bizarre que j'étais.)

INTERLUDE 4 APRES CHAPITRE 12.

Plusieurs jours après,
Plusieurs morts après...

Comprenez : après m'être tué plusieurs fois.
Entendez : tuer ma personnalité pour devenir autre chose...jusqu'à ce que cette " fabrication (?) " se rapproche de moi, me ressemble...peut-être.
Pas forcément me ressemble mais une chose, une personnalité, qui semble adaptée à la réalité avec une efficacité.
Si c'est adapté et efficace, cela doit vouloir dire que c'est davantage moi...oui sans doute... ?

...

Quelques anecdotes au passage :

J'ai horreur de l'horoscope. J'éteins la radio dès que je l'entends. C'est comme si j'entendais une vérité sacrilège qui me fait perdre la tête.
L'astrologie semble dire l'avenir.

Moi, je ne suis déjà pas assez là pour vivre ma vie, alors si en plus, cette vie est déjà comme écrite, ça ne vaut vraiment pas le coup de faire des efforts pour être là, dans l'instant présent ! !

Je déteste...à en mourir ?... qu'on me dise mon avenir.

Je ne vis déjà pas le présent, ce n'est pas pour me laisser dire un futur qui fait comme s'affranchir des contraintes du présent.

Ou un futur qui suit un présent que je ne reconnais pas : « Quelle horreur ! »

Et si tout est écrit, à quoi bon s'embêter.

Avec ce raisonnement, je meurs.

Je pars dans le ciel.

...

VIVE LA FÊTE.

Quand une fête s'anime, en discothèque, ou lors des mariages, je sens une vague monter en moi.

Une sensation détachée mais qui va comme m'étouffer, m'engloutir.

Cette " montée des eaux ", cette " glaciation ", cette torpeur est d'autant plus accentuée que les gens que je regarde sont heureux et élevés intellectuellement ou spirituellement...pire quand une connotation sexuelle transparaît, comme par exemple avec la danse.

Ma sensation résonne en moi à tout casser...et effectivement tout s'effondre. (Remarque : il n'y a pas grand chose à effondrer...)

Douleur sans fondement ?

Torture sans bourreau ?

Souffrance sans voix

Mal sans douleur physique réelle.

Sans cri.

J'ai compris (tout seul !) au bout de quinze ans ce qui se joue...

Mon esprit s'arrache de mon corps.
Je me décompose.
Je me pétrifie.

Je sens un coup de poignard dans le ventre.

Je souffre beaucoup (...ou "comme beaucoup". Non ! Beaucoup.) et je dois tout faire pour me sauver de cette fête et me cacher quelque part dans le noir.

Si on m'empêche de partir, je deviens agressif telle une bête sauvage blessée qui attaquera, et je casserais si nécessaire.
Moi qui ne suis pas violent.

Au mariage de mon frère, au milieu de la soirée dansante, ça n'allait plus du tout.
Déjà au restaurant c'était dur. Avec tous les gens.
Je me suis sauvé et je me suis caché dans la forêt alentour, en pleine nuit.
Paralysé aussi par la honte.
Mon frère, le marié, a dû venir me chercher avec sa voiture à la fin des festivités pour m'emmener à l'hôtel sans que je dise au revoir à personne.
Non, je ne voulais pas revenir tout seul et montrer ma réaction à tout le monde.

Ma femme était " contente " que je lui gâche ses fêtes à chaque fois ! (humour)

Dans ces instants, j'ai l'impression que ma peau et même ma chair peuvent s'enlever telle une épluchure et je ne veux pas montrer ce qui se trouve dedans, ce que cette ouverture découvre, car c'est trop horrible...ou trop intime.

Je ne le regarde pas moi-même. *
A ces moments, je n'aurais qu'un recours, semblais-je ressentir :
c'est me blottir contre une femme pour tenter de me " CONTENIR ", et ceci en comme entrant en elle, dans son ventre.

En fait, en fête, il se passe ceci émotionnellement :
je revis les circonstances de ma naissance.

Et de voir la vie chez les autres, le plaisir me montre bien que je suis mort...et ce constat fait mal, là.   ...C'est le seul moment, je crois. L'unique.

...

Je n'ai pas eu cette réaction au petit bal du 14 juillet, hier soir. « Hé bé ! »
Grâce ou à cause du chapitre 13 ?...

* Ajout après le livre fini (après le FIN): Je ne le regarde pas moi-même.
[Je devrais peut-être regarder justement...mais je ne peux pas faire cela seul, c'est trop catastrophique. Et une seule personne, la plus douée fut-elle, ne serait pas suffisante pour me rassurer. Bien sûr que je devrais !!! Ou c'est peut-être trop ?
Mais comment monter un tel plan ? Il faut une " vraie " fête à laquelle je dois participer.
Une vraie fête dans laquelle puisse se passer un psychodrame insensé qui peut faire peur à tout le monde et qui de ce fait, arrête la fête, d'où suppression du facteur déclenchant.
Ce n'est pas impossible mais bon. Ouf !
Et puis il faut des gens qui me comprennent bien. Ce n'est pas facile à trouver. Non, pas du tout. (Une Françoise DOLTO me comprendrait ?)]

CHAPITRE 12 REPRIS : PLAISIR.

Je suis en personnalité intelligente (B), quatrième jour. (seulement pour cette page.)
  J'avais oublié ce qui suit.
  C'est si important pourtant.
C'est ce qui se trouve dans le chapitre 13 qui m'a fait perdre des sensations, des explications, des souvenirs... à jamais ?

    ...

  PLAISIR.

On voit souvent, avec moi, que le plaisir me bloque la tête.
Ma théorie l'explique bien.
  Lorsque je me fais plaisir, surtout en personnalité intelligente, il se passe comme une catastrophe psychologique.
  Dans la personnalité intelligente, en fait, ma partie fœtale est vivante.
  J'ai ainsi comme un fœtus sur les bras.
  Cette partie pas née, souffre de ne pas avoir de ventre pour être dedans. Et souffre de ne pas être née.
  Se faire plaisir dans ces conditions est totalement indécent.

C'est nier un pan de soi-même.

C'est " monstrueux " de se faire plaisir alors qu'on porte en soi une partie à l'agonie.

Profiter au lieu de remuer ciel et terre pour soulager cette partie fœtale !

Cette partie qui n'a pas demandé à souffrir et à être sans ventre.

Cette partie qui a besoin d'un ventre.

Cette partie qui est soi !

...

Quelques explications :
Fœtus sans ventre :
On pourrait penser :
Mais où est le problème ?
Un fœtus sans ventre, eh bien c'est un bébé né, tout simplement.
Non !
Chez moi justement, il n'est pas né.

...

Physiologiquement ou psychologiquement, lors de la naissance, un code peut-être est donné au cerveau du bébé disant : « c'est bon, tu es né ! » Et des processus naturels peuvent s'enclencher.

Je n'ai pas acquis ce code ?

Deux parties : une partie adulte et une partie fœtale.
Deux personnalités, A et B.
A : Partie fœtale morte, partie adulte "brute".
B : Partie fœtale vivante, partie adulte intelligente.

Si je suis avec une personne avec laquelle mes deux parties sont à l'aise, je peux me faire plaisir et mettre de la sauce sur mon riz...(sourire).Dans un environnement adéquat, mes différentes parties se mélangent. (j'espère...)

...

Je ne parlais pas lors de la première séance de mon premier psychanalyste.
Et ce silence m'avait rapproché de moi.
Pas parler ? :
Normal !
On ne parle pas quand on est mort.
Cela ne parle pas, un mort.
" Vivant-mort ".

Dans le chapitre « 6 recherche », je parle d'une réaction inexplicable avec un désir d'achat d'huile pour ma voiture. Souhait qui disparaît dès que je l'exprime en mots.
J'écris : « Comme si, une envie qui " naissait ", devait rester secrète. Ou comme si je n'avais pas le droit d'avoir une envie. »
J'ai toujours ce genre de réaction pour mes envies profondes.
Le terme « naissait » est tout à fait approprié.
Quand ça naît, ça meurt, comme ma naissance.
Mes désirs sont poursuivis par la mort qui les efface.

Je dois ruser pour garder mes envies. Ne pas les dire.
Ou il faut vraiment que je sois dans un environnement rassurant, "TENANT".
Exemple : Mes enfants me regardent écrire.
Ils me demandent si je rédige mon livre.
Un livre c'est bien, c'est un plaisir à faire, c'est une envie.
[Attention...la mort s'approche.]

Alors qu'ils ont le texte devant eux, je leur réponds que je ne peux pas le dire sinon ma tête se bloque. Et adieu désir et inspiration.
Ils insistent en rétorquant :
« Dis seulement oui ou non, papa ! »
Je ne peux pas répondre sinon ça part. Et je leur redis que je ne peux pas le dire.

Au bout d'un moment, même si je sais qu'ils ont compris que c'est bien mon livre, je ne l'ai pas dit, alors je garde ma personnalité et la mort ne m'a pas eu.
Même quand ils le savent, je ne peux pas le leur confirmer.
Subtile ruse. (sourire)

Si je vais voir LAURAINE, qu'elle le sait, ou que quelqu'un d'autre en a connaissance, je meurs immanquablement sur le trajet. De plus, ici, il est de plusieurs centaines de kilomètres.
La route est trop longue et je suis seul trop longtemps avec mon désir sur les bras, au bout des bras...qui n'est pas satisfait assez vite : le fait de voir LAURAINE.
Désir satisfait pas assez vite ou plutôt désir sans support réel.
La mort a le temps de me rattraper, même si, au téléphone, LAURAINE me dit des choses les plus réconfortantes possibles et imaginables, genre par exemple : Allaitement (nous avons testé ces dires... Sourire).
Le téléphone n'est pas assez réel. Non, c'est : la voir en VRAI.
La réalité, c'est la réalité !
Et, tué, dissout, je vois LAURAINE comme si je l'avais vue une seconde auparavant, sans émotion. Alors que je ne l'ai pas vue depuis des mois et que je l'aime beaucoup, beaucoup.
" Gâchis " amer.

Si je ne dis à personne que je vais voir LAURAINE, à la limite même pas à moi (!), le plaisir reste. La mort est bernée.

J'ai réussi la dernière fois cette entourloupette (la première ligne de ce livre).

Je ne pouvais pas sonner à sa porte tellement le cœur battait dans ma poitrine. Je manquais de m'évanouir.

J'ai dû faire un petit tour à pied pour me calmer un peu avant de me représenter à sa porte.

C'est impossible normalement une telle émotion quand on est dépersonnalisé.
La mort déjouée : « " Ta Na Nère " ! »

On peut avoir des émotions en dépersonnalisé..., quand on est pris par surprise !... Mais là, c'est TENIR une émotion !!

J'ai mis vingt ans pour réussir à ruser la mort comme cela.
C'était la première fois que je réussissais à rester " vivant " jusqu'à voir LAURAINE.

Vingt ans ?! Je ne suis pas fort quand même. (sourire)

...

(Un autre jour...)

RELATIONS PROCHES.

Une fois, avec une personne, la relation était tellement... " comme fusionnelle " que cette femme m'a dit :
« Je suis à toi. »

Ce n'était pas de l'amour amoureux ni une attirance physique. Elle disait ces mots comme froidement. Pour elle, c'était quelque chose de total, évident, établi, comme plus profond qu'elle-même.
C'était presque trop.
Son expression pouvait presque faire froid dans le dos. Elle me donnait carrément comme son âme.
On se sent investi d'un " pouvoir ", d'une " responsabilité " devant un don si entier.
Non ! même ces mots sont trop petits, inadaptés.
La plus grande sagesse, réflexion, n'est que mesquine en réponse à l'affirmation de cette femme.

Mesure-t-elle la portée de ses mots ?
Soumission totale ?

Que rétorquer à un tel dire ?
Dire qui montrerait que sans moi, elle n'existerait pas (?)

J'ai cherché.

La seule réponse valable ; toute autre ne serait que le fait de profiter ou ne serait qu'incomplète, ne serait qu'abus de pouvoir ou ne serait que stupide ; est celle-ci :
C'est que je sois à elle.

Elle ne dit plus ces paroles maintenant.

On est de grands amis.

[Plus maintenant... seulement en rêve. L'amour est venu. Il arrive que l'amitié se transforme en amour, rarement l'inverse. ...Si ! Très bon exercice ! Bonne thérapie. Sourire]

(De nouveau un autre jour...)

Quand je sais qu'une personne souffre terriblement...
Oui, lorsqu'une personne a un problème très grave, extrêmement grave, il se passe un phénomène étrange en moi.
Ma réaction ne se produit que lorsqu'il y a, pour cette personne, danger pour sa vie : quand la personne souffre tellement qu'elle veut mourir.
Souffrance psychique extrême.

Quelque chose se produit en moi.

Quelque chose apparaît.
Une force.
Cela ne m'appartient pas.
Non, c'est bien trop fort, trop beau (?)
Et plus le problème de la personne est grave, plus c'est fort.
C'est comme un ange puissant.
Et cet ange va vouloir soulager la personne, la sauver (?)

Quant à moi, avec cette partie qui ne m'appartient pas, je me sens transporté.
Porté.
Et je dois tout faire pour aller vers cette personne.
Pour mettre cet ange à son contact.

J'ai connu une femme qui souffrait terriblement sur Internet : Murielle.
Elle m'avait contacté en lisant un texte à propos de mon problème sur un forum.
C'était une femme pleine de vie, professeur d'économie. Elle aimait filer en voiture décapotable, les cheveux au vent.

Un jour, elle a eu un accident.
Elle a frôlé la mort.
Elle a subi une opération avec anesthésie.
Selon ses propres mots, cette intervention lui a grillé le cerveau.
Souffrance extrême.
L'impression d'être " vivante-morte ".
D'ailleurs c'est elle qui a trouvé cette expression.
On riait en se disant mutuellement : « Bienvenue au Club des " vivants-morts ". »
Moi, je ne souffre rien à côté d'elle.

Elle n'avait plus le choix qu'entre le suicide ou l'asile.
Les médecins ne savaient pas quoi faire.
Si abattue qu'elle ne devenait qu'un poids pour son ami, avec la crainte qu'il ne la quitte pour ça.
Un légume cérébral vivant souffrant. Tout en en ayant conscience.
Chère Murielle...

J'ai voulu la voir mais la relation n'a pas dépassé le virtuel. Elle a eu peur.
Je ne sais pas ce qu'elle est devenue.
Je tombais comme fou de ne pas pouvoir la trouver.

J'avais mal de ne pouvoir l'aider. Ou plutôt de pouvoir l'aider mais de ne pas pouvoir concrétiser.
Je n'ai pas été assez persuasif ? Pas évident avec mon « affaire ».

L'ange n'a pas pu travailler.

Cette situation me faisait penser à ceci : j'avais, avec mon trouble, l'impression d'avoir un pied dans la tombe.
Et au fond de cette tombe, se trouvaient des secrets, universels ?

Je n'ai jamais eu l'occasion de vivre une situation extrême.
Je ne sais pas ce qui pourrait se passer.
Cet ange en présence de cette souffrance.
C'est une force incroyable, profonde.

J'ai trouvé à quoi pouvait correspondre une telle énergie.
Quand je suis né, j'ai été séparé de ma mère quelques jours.
Elle était trop fatiguée par l'opération de césarienne.
J'ai cru qu'elle était en danger ou morte ?

Pourquoi n'était-elle pas là ?
Surtout que pour moi, l'accouchement ne s'était pas passé de façon orthodoxe.
Ce bébé, avec son pouvoir comme du ciel, qu'il venait peut-être de voir, s'est inquiété pour sa maman.
Il voulait la sauver.
D'autant que c'était dans l'intérêt de sa vie.
En effet, dans la nature, un bébé qui naît et qui reste sans sa maman, meurt.
Mais ce danger, il n'en avait que faire.
Son désir va cependant dans le sens de la vie, puissamment, pour les deux parties, sa maman et lui.
Il voulait tout faire pour la sauver par amour.

On n'imagine pas le pouvoir psychique d'un fœtus, une vie toute neuve.

13.

DISTRACTION ARTCAÏNE.

[Après relecture : ARRRR !!!!
Ce chapitre me gâche le plaisir ! Saloperie !
Passez directement au chapitre 14, si vous voulez.
Ce chapitre 13 n'est pas intéressant.]

Si vous êtes en dépression, faites vous injecter (à votre insu), un produit potentiellement hautement cancérigène, résistant aux thérapeutiques, qui vous grille le cerveau avec un pronostic vital en jeu.

En danger, avec personne qui vous croit, et vous verrez, vous ne serez plus en dépression. (sourire)

...

Mon cabinet ne marchait pas.
Pas assez de patients.
Hémorragie financière.
Et je ne pouvais me résoudre à clore.

Dépression.

Vivant dans un cercueil dans le ciel. Bruno Tourneur.

Il y a un peu plus d'un an de cela…

J'étais content, j'allais bientôt voir LAURAINE.
J'avais un plombage dentaire à changer.
Zut, puisque j'avais mal, le dentiste pratique une anesthésie locale.
Je n'aime pas ça, les anesthésies.
D'habitude, quand j'en reçois une pour un problème de dent, j'ai une partie du cerveau qui comme disparaît pendant un mois ou deux...c'est assez pénible.
Mais on m'a toujours dit : « Mais non, c'est dans ta tête, c'est psycho...»
Si je dis aux différents dentistes que le produit anesthésique me provoque un symptôme schizophrénique ou que ça me détraque la tête pendant deux mois, on me répond : « Mais non, c'est impossible ! »

Alors bon, je me suis laissé faire...pauvre fou que je suis...ou que je dois être...

Ce produit n'était pas comme d'habitude...

Dès le lendemain :
Je suis tombé dans le vide.
Effondrement de la personnalité...mais " EN VRAI " pour le coup !
Cerveau fermé comme se mettant en sécurité: plus accès.
J'avais l'impression d'avoir attrapé ALZHEIMER ou PARKINSON, d'avoir MUTÉ.
Plus moi.

Mes deux personnalités, vitrifiées, ensemble.
Rassemblées de fait, de force !

Tout ce que j'avais APPRIS sur moi ne marchait plus. Nouveau fonctionnement.*
Je considérais que j'étais condamné à court terme.
Et je m'y résignais.
Je n'avais plus assez de conscience pour en être triste.

Quelques jours après, avec une sensation d'être empoisonné dangereusement, une nuit j'ai senti un flash, une brûlure ? dans ma tête, un court-circuit bien au milieu, dedans, (un peu vers le haut et le devant) comme si le produit était passé outre la protection érigée par cerveau, et j'ai bien cru que c'était la fin : Mort.
Je m'étonnais de me réveiller encore vivant après.

Je ne sais plus bien comment cette période s'est déroulée car j'avais perdu la notion du temps.

J'oubliais que j'avais une vie.

Si je restais à ne rien faire, j'avais l'impression de rester figé, inerte, en mort cérébrale.

Je ne voyais plus de place pour moi qu'au fond d'un asile ou sous un pont, la tête dans mes mains, comme avec une grande plaie ouverte au milieu du cerveau, sans pouvoir rien faire d'autre que de tenir ma blessure de cervelle, étant donné que c'est le cerveau qui fait vivre normalement.

Au cours des semaines, je constatais que je ne pouvais plus apprendre un mot par cœur : Impossible.

J'ai voulu faire chauffer le café dans mon micro-onde, là où ce dernier était placé 1 an auparavant.

* Et un nouveau fonctionnement, quand on est dépersonnalisé, cela met des années à s'apprendre.

Vivant dans un cercueil dans le ciel. Bruno Tourneur.

Jamais, au cours des vingt années précédentes, je n'ai eu tel " rasement ".

Cette atteinte dépassait n'importe quel phénomène psychologique.

J'oubliais tous mes rendez-vous ou j'avais 1 heure de retard pour le plus important (rendez-vous psy)

J'étais devenu distrait pathologique.

Si j'allais à un rendez-vous très important pour moi, la moindre distraction, une pub ou quelqu'un qui me parle, me le faisait oublier.

Impossible de réfléchir sur certains sujets.

Chercher un mot dans une liste par exemple m'était devenu très pénible.
Cette succession de caractères représentait trop d'informations à regarder en même temps et faire le tri dans une page me faisait mal " physiquement " au cerveau.
Douleur comme une grosse gêne provoquant un gémissement et un étouffement.
Comme quand on souffre d'un nerf déplacé et que l'on masse ou que l'on tire dessus avant qu'il ne soit remis en place.
Sauf que là, le nerf, c'est le cerveau.

Je jouais à un jeu de carte sur l'ordinateur, Freecell, pour faire travailler mon attention détruite.

Cela fait de la peine de voir qu'on est devenu très lent.
Si j'étais dérangé un instant par le téléphone, par exemple, au cours d'une partie, quand je revenais au jeu, je ne me souvenais plus du tout où j'en étais : le vide total.

Même en reprenant et continuant l'exercice, le souvenir ne revenait pas.

Sur une pancarte de magasin, par exemple, je lisais ce que j'imaginais et non ce qu'il y avait réellement d'écrit.
L'imaginaire plus fort que la réalité !

Sur le clavier, je faisais désormais des fautes de frappe à gogo.
Et j'avais du mal à les voir et à corriger mes erreurs.

Pendant des semaines, je manquais d'air jusqu'à la peur d'étouffer, j'avais le souffle court comme si mon sang ne captait plus l'oxygène ; sans que de l'asthme ne soit constaté par le médecin. Prenant cela pour de l'angoisse, le médecin n'a rien fait.
J'avais jusqu'à l'impression que je pouvais oublier de respirer.

Je devenais allergique à n'importe quoi.
Par exemple au papier d'emballage des galettes de riz BIO d'une marque célèbre.
Faut le faire !
Dès que je m'en approchais, ce plastique me donnait de gros boutons piquants qui disparaissaient deux heures après.

J'avais comme des aiguilles sous la peau, dans le bas du dos et sur les bras.

Plus de force physique.

Parfois pendant de courts instants, la nuit, je ne sentais plus mes jambes et parfois même tout le corps sous la tête : Paralysie et insensibilisation totale.
Et là, véritablement physiquement.

C'était à se demander si mes symptômes psychologiques ne se transformaient pas en physiques.

Mon trouble psychique est de ne pas me sentir dans mon corps. Ce problème transposé de psychique en " physique " : ne pas se sentir dans son corps, en vrai : c'est la mort.

Mon généraliste m'a prescrit un anti-épileptique, que je n'ai pas pris : Aucune confiance !

Je n'étais pas angoissé, en effet, après ce flash dans le cerveau, j'avais l'impression d'être déjà mort.

Etonné par ma réaction, j'ai demandé à mon dentiste le nom de l'anesthésiant pour faire une recherche Internet, au cas où…: UBISTÉSIN, principe actif ARTICAÏNE.

J'ai vu qu'il y avait à AMSTERDAM une fondation des victimes de ce produit (Fondation MARTHE BOSSCHER).

Eh bien, quel produit "sympathique", remarque-t-on à la lecture du site.

Mon dentiste a prévenu la pharmacovigilance.

Cette institution m'a appelé, sans suite.

Je n'avais pas toute ma mémoire pour m'exprimer.

Je me suis rendu aux Urgences d'Orléans pour prévenir que j'étais empoisonné, que je perdais la mémoire et une partie de la conscience.

L'infirmier a appelé le centre antipoison pour se renseigner.

Cette institution indiquait que l'ARTICAÏNE se dégradait en deux jours et c'est tout.

On m'a gentiment dit d'aller voir mon médecin traitant.

Celui-là même qui m'avait envoyé sans vraiment me croire en lisant à peine le texte du site de la fondation.

Mes symptômes étaient tellement graves qu'ils n'étaient pas pris au sérieux.

Bon ! J'avais l'habitude de ne jamais être cru, mais là, quand même, ça faisait un peu trop.
Cela frôlait comme La farce ! non ?

Après avoir lu une partie du texte de la fondation, une autre généraliste a même refusé de continuer la consultation, me disant qu'elle n'avait pas le temps de s'occuper d'une maladie orpheline.

Je trouvais cette situation presque amusante, surréaliste.
Je vais voir un médecin en disant que je suis empoisonné gravement et on me dit de partir.*

Ma conscience s'est un peu arrangée au bout de quelques semaines...ou mois ?
Heureusement sinon j'errerais seul dans les rues !
Telle une âme perdue.

Six mois plus tard, j'avais toujours l'impression d'avoir la moitié du visage engourdi et surtout la vue " défaite ".
Cela fait de la peine, ce dégât.
Visage défait, déformé ou plutôt en deux morceaux détachés et décalés.
La vue cassée comme avoir les yeux sur un niveau différent, avec une vision séparée.

* Je trouve, maintenant, 2 ans après, ce refus, cette interruption de consultation, en me demandant de partir, choquant. Une médecin pour qui j'avais de la considération, le médecin de mes enfants. Je ne savais pas que c'était possible un tel rejet : naïf. Oui, c'est vrai, cette médecin de campagne est surchargée. Elle me dit sur la sortie, aller voir votre médecin traitant, excusez-moi. Médecin traitant, à ce moment, qui se trouve être son mari. Elle me dit alors : « Je ne vous le conseille pas » (sic). En un mot : démerdes-toi. J'aurai eu toute ma tête, qu'aurais-je dû faire ? Porter plainte ? Pauvre médecin. (compassion)

Sensation indiquant une atteinte cérébrale...mais une lésion qui ne se constate pas, sûrement !

J'ai consulté un troisième généraliste en me disant que j'allais ne dire que le minimum ...pour paraître crédible, soit : la moitié du visage engourdi, surtout sous l'œil.
Rien ne se voyait sur l'I.R.M. qu'il m'a prescrit. Bien sûr, pensais-je.

Je suis allé voir une neurologue.
Comme fait exprès, moi qui étais toujours mal, ce jour-ci, ça allait bien.
J'avais néanmoins oublié ma radio du cerveau.
Je lui ai fait un petit topo sur mon empoisonnement.

Elle m'a dit le nom d'un neuroleptique.
Ben voyons ! Puis quoi encore !

Sur un forum, une personne a écrit sur mon histoire d'intoxication : « C'est classique, le délire d'empoisonnement chez les " schizo " ! »
Mais oui mais c'est bien sûr ! Je dois faire ça pour me distraire... (humour...noir)

(Ce n'est pas ce sens que j'ai voulu donner au titre du chapitre. Non, ce titre veut exprimer le sentiment de " détachétitude ", "Détachétitude" blessée par la gravité de la situation)

...

Mon cabinet, là, je n'ai pas eu de mal à l'arrêter...

...

Je n'étais cru de personne, même pas de ma propre femme.* (sauf de LAURAINE   […à l'époque…])

Mon inconscience ne m'a pas aidé à m'apercevoir de ma séparation matrimoniale.

Mon médecin se moquant presque de moi, j'ai demandé moi-même une prise de sang sans ordonnance (je ne savais pas que l'on pouvait faire ça) pour voir si je n'étais pas déficitaire d'une certaine enzyme (butyrylcholinestérase) qui pouvait expliquer mon problème.
Je ne suis pas déficitaire, c'est bien, cette normalité m'évitait le cancer comme indiqué sur le site de la fondation des victimes de ce produit, mais ainsi j'avais encore moins de chance d'être cru.
(Oui, pas de case pour moi ? Même dans l'horreur ?)

* [Mon trouble est de ne comme pas exister, alors quand j'ai un problème, même grave, il ne comme existe pas (sourire). Comme si le problème que j'aurais ne sera que le cas qui ne se présente normalement jamais, avec des manifestations qui ne peuvent pas se voir, se prouver, se doser. Le champion du « pas de case».
2 ans après, je travaille maintenant occasionnellement, travaille physique : bucheronnage.
Protocole de désempoisonnement que je fais seul. Réalité obligatoire avec une tronçonneuse dans les mains, monté dans les arbres, très haut, pour élaguer. Je prends du muscle. Pourtant je suis souvent terrassé par la faiblesse, problème de digestion, de foie ?…qui ne s'explique pas.
Du muscle comme une enveloppe sur un noyau de faiblesse. Il y a 2 jours, faible, j'ai trop forcé physiquement au travail, (pourtant je suis entraîné) a monté et descente en rappel d'un arbre.
Je me sens en danger physique au niveau du cerveau : pas de sommeil réparateur, (depuis l'injection) pourtant je dors. Danger vital : allez dire ça à un médecin, ce sera direction asile.]

Vivant dans un cercueil dans le ciel. Bruno Tourneur.

J'avais l'impression d'avoir du ciment qui avait durci dans le cerveau. Du ciment au milieu de la conscience.
Esprit durci ne peut plus bouger.

Minéralisation psychique.

Sympa !...

...

Occasionnellement, LAURAINE était venue me voir chez moi.
Je voulais faire des actions en sa compagnie, avec ce sentiment " d'ultimité ", de "derniétitude". Comme des choses un peu extrêmes, que l'on veut faire une dernière fois avant de mourir, sans se soucier des conséquences.
Pour extirper du plaisir... il n'y a plus que cela qui importe !... dans mes lambeaux de vie.
Et faire un pied de nez à ma chère compagne " détachétitude ".

Je voulais me baigner avec LAURAINE dans l'étang près de chez moi, la nuit, malgré la fraîcheur, tout nus.
L'eau était froide, la lune veillait sur nous.

Puis il s'est mis à pleuvoir des cordes et un grand vent nous frigorifiait.
Nous courions sur l'herbe, ensemble, pour vite rejoindre la voiture.
Quelle expérience rigolote !

Une fois au chaud, j'ai cru ne jamais me remettre de mon essoufflement.
Inquiétant.

...

Un an après, je suis à peu près remis de l'empoisonnement.
[Non, il y a des rechutes]
J'ai des séquelles que je garderai jusqu'à la fin de ma vie (dans l'indifférence générale).
[TANT PIS ! Faut faire avec !]
Je ne sais pas si je suis capable de travailler de nouveau.

Je dois vérifier.

· · ·

Je garde le produit dans ma tête !

· · ·

Je n'ai plus qu'à me replier chez moi et tenter de profiter de ce qui me reste : mes enfants. C'est une bonne chose pour eux d'ailleurs.

· · ·

« ARTICAÏNE ! » : c'est pas Dieu possible !
Un dieu aurait voulu faire une malédiction "indéjouable", il n'aurait pas fait mieux.
Si c'est une malédiction, j'ai fait une chose pas bien.
C'est bien beau de jouer avec les anges, d'aller chercher des âmes dans le ciel, pour des vivants.
Mais une moralité irréprochable est indispensable.
Moi, j'ai aimé une femme mariée avec des enfants.
Et j'ai voulu concrétiser.
Ça c'est pas bien,
non ! non ! non !
Ça, faut pas !

...ou " comme aimé " ?...

Vivant dans un cercueil dans le ciel. Bruno Tourneur.

LIBRE COURS APRES CHAPITRE 13.

        Je suis malheureux ce matin.
Je suis en jour " 2 "
J'ai écrit le chapitre 13 en jour un.

        J'ai eu du mal à l'écrire. Trop mauvais souvenir encore trop proche.
Même mon disque dur a commencé à mourir.
J'écris mon livre sur mon vieil ordinateur.

        Il ne démarrait plus jusqu'au bout.
Je pouvais tout perdre ce que j'avais écrit.
Disparition pure et simple.
Dur quand même.

        J'ai dû mettre mon disque dur défectueux en esclave d'un autre disque maître pour réussir à repêcher et à copier mon livre.
Opération réussie…
Nouveau disque de santé précaire également... C'est une vieille pièce.

        Zut ! Mon envie d'écrire est partie.

Comme si ce n'était pas bien de dire que j'avais sauvé mon livre.

Comme si une inspiration ne pouvait exister que dans un environnement qui n'a pas de cadre consistant, établi.

Là mon livre était en péril, entre la vie et la mort...alors une lumière était possible.

Une chose vraie pouvait sortir et s'exprimer.

Alors que maintenant, c'est devenu faux ou comme réchauffé.

« Booouuuuuu ! »

Jusqu'où ça va se nicher !
Je voulais dire cela :
Oui, donc, j'étais malheureux ce matin.
Pourtant, je n'ai plus cette impression de toucher le crâne d'un cadavre quand je touche le haut de ma tête...comme toucher une boîte en bois, une grosse boule dure.

Et de nouveau, j'ai l'impression de sentir la douche couler sur moi.
Depuis l'ARTICAÏNE, je sentais l'eau tomber sur quelque chose d'autre que mon corps : une figure spectrale détachée ?
Enfin c'est revenu comme d'habitude, c'est-à-dire : dépersonnalisé.

J'ai de nouveau du souffle et je peux de nouveau faire un peu de sport.
Remis en cause par le mal de dos.
Mais même mon dos va mieux.

Bref, ce que je ressentais a encore disparu.

Je voulais dire ceci également, je ne le ressens plus pourtant... :

Je me souviens d'un moment avec LAURAINE.

LAURAINE habite loin et je ne l'ai jamais vu plus de deux jours de suite.

Pendant ce séjour, j'avais changé de personnalité.

J'étais alors mort après ce changement.

Et puisque LAURAINE était restée avec moi, dans ma mort surgissait quand même au fond de moi, de la vie, une lumière.

Et lorsqu'elle est partie, j'ai ressenti un VRAI manque d'elle.

Dans mon état, c'était précieux.

Cela n'a pas de sens de parler sans ressentir.

Malheur...

INTERLUDE APRES CHAPITRE 13.
NAGE.

Je n'avais plus de force physique.
Encore maintenant, faire un footing tous les jours ne me mettrait pas en forme.
Le bien-être ne va plus jusqu'à la tête.

J'avais comme vieilli de 40 ans d'un seul coup.
Si des bribes de force revenaient, je devais les optimiser.
Sauvons ce qui peut l'être encore.

Une hygiène de vie devait aider à lutter.

Mais la marge était étroite.
En effet, si je faisais un effort physique, mon corps ne réagissait plus pareil.
Par exemple, mon organisme n'avait plus de réflexe d'essoufflement pour se protéger, notamment pour la natation.
Je pouvais nager sans que mon corps dise : « Attention, plus assez d'air ! »
Alors, à la suite d'une traversée d'étang, j'avais l'esprit qui s'effaçait pendant une semaine de façon assez terrible.

Vivant dans un cercueil dans le ciel. Bruno Tourneur.

Ce n'est pas tellement explicable ce mot " effacé ".
Et c'était nouveau.

Telle une amnésie ou une " fantômisation "...où même le fantôme est dépersonnalisé !
Cette activité physique me relarguait le produit anesthésique gardé dans les tissus, et me provoquait de nouveau des allergies.

Le signe avant coureur d'un effacement d'esprit était la sensation d'avoir la lèvre anesthésiée.
Quand j'avais cette insensibilité, c'était foutu.
J'avais encore ces effacements bien six mois après l'anesthésie dentaire.
[encore un, plus d'un an après]

Je me disais : à force de faire de l'activité physique, pour grappiller de la force et de la conscience petit à petit, pour lutter contre les dégâts du poison, je vais devenir un athlète, moi qui ai toujours été nul en sport.
Un athlète qui ne sent pas son corps.

UNE ANECDOTE :

J'ai toujours eu peur de l'eau quand je n'avais pas pied.
J'avais toujours l'impression qu'il n'y avait pas assez d'air au niveau de la surface.
Je suis un piètre nageur.
J'étais lourd et je coulais facilement.
Je n'avançais pas et je m'essoufflais tout de suite.

Après l'anesthésie, j'ai remarqué que je faisais le crawl extrêmement facilement.
Une vraie torpille.

Vivant dans un cercueil dans le ciel. Bruno Tourneur.

    Et j'avançais vite.   Curieux.
    Plus aucune peur avec la respiration.
    Je pouvais carrément traverser l'étang de ma région.
    Incroyable.

    Comment cette facilité m'était-elle venue ?
    Je me suis posé la question.

    Et la réponse n'est pas forcément agréable :
    Je n'ai plus conscience d'être dans l'eau.

L'ARTICAÏNE a aggravé ma dépersonnalisation.
    Davantage mort. J'ai perdu davantage mon corps.

    1 an après, je viens encore de le constater :
    Je suis content (...), je nage " un peu " moins bien. (...)
    Sentiment biscornu.

INTERLUDE 2 APRES CHAPITRE 13.

       Dans cette période "ARTICAÏNE", à un moment, je ne pouvais plus rien digérer.
       Manger me provoquait une crise de foie et me mettait le cerveau en arrêt.
       Je sentais comme une barre dans la tête par-dessus laquelle le sang ne pouvait pas monter. Ce manque de sang ou de courant électrique me couchait.
       Je ne pouvais ingérer que du pain sec et dur.
       (Cela m'est égal, j'aime ça le pain dur!)

Quand je suis dans cet état, c'est assez terrible
Je ne peux plus penser, trop faible.

Cette torpeur fait un peu peur.
J'ai eu cette manifestation il y a un mois encore.

       Pour me remettre de l'empoisonnement, j'ai trouvé récemment une méthode. Oui, je dois me débrouiller tout seul.
       Je mange des graines germées.

Nourriture vivante : c'est indiqué pour moi qui suis "mort".
Ces graines m'ont aidé.

Vivant dans un cercueil dans le ciel. Bruno Tourneur.

Pas cher et fonction anti-dépressive.

Du vivant dans le néant.

J'aime bien manger bio également.
Cela me fait du bien de savoir que ce que je mange a été "traité" avec soin, dignité...et amour ?
Ça me rassure.

On se rassure comme on peut.

Je m'oriente végétarien, pour la vitalité.
Ce n'est peut-être pas judicieux, moi qui n'ai déjà pas assez de cholestérol...

J'ai souvent encore peur de manger normalement, avec cette crise de foie qui m'emporte la tête.

...

Je me demande si je ne suis pas allé chez le dentiste à l'âge de 19 ans, où j'aurais subi une anesthésie locale.

Information impossible à retrouver, semble-t-il. Dommage ! !

INTERLUDE AVANT CHAPITRE 14.

Quelques descriptions pour détendre...

Si je regarde une scène télévisée émotive, je suis touché, attiré.
Je suis absorbé quand je regarde un film.
La même scène se passerait en vrai, devant moi, dehors, je ne sentirais comme rien...ou pas directement, avec un temps de retard.
C'est vicieux quand même ! (sourire)
Oui, l'esprit n'est pas dans la réalité.

...

En parlant de film, j'ai l'impression que ma vie n'est qu'une succession de scènes plus ou moins prégnantes. Celles-ci entrecoupées entre elles. Coupures qui quand on les regarde n'offrent apparemment aucun lien entre la scène d'avant et celle d'après.
Morcellement. Oubli.

Oui, mises bout à bout, cela fait une histoire...

Vivant dans un cercueil dans le ciel. Bruno Tourneur.

La dépersonnalisation rend cette affirmation étrange, douteuse...suspecte ?

...

Mes enfants sont un peu turbulents, oui.
Il est hors de question que j'abîme leur côté " vivant ".

...

Je me réveillerais là, à l'instant, sous une tente, sur un flanc des Andes en étant le chef d'une expédition scientifique, je pourrais presque croire que c'est ma vie.
Alors que j'ai une vraie vie avec ex-femme et enfants.
Ou je tomberais dans une usine sinistre, juste au moment de me réveiller d'une pensée, pour faire un travail dévalorisant, je prendrais cette vie aussi comme la mienne.
Comme si je pouvais être " parachuté " n'importe où, sans souvenir de ce que je suis.
Pour le travail, j'ai ainsi peur de tomber sur le plus dévalorisant. La recherche d'emploi en est freinée.
En effet, même si j'ai des capacités, j'oublie facilement que je les possède et je considérerais comme étant mon lot cet emploi très déprimant. Et comme je n'ai pas beaucoup de présence, on me donne facilement « naturellement » le travail le plus nul.
Si j'occupe un poste lié à mon diplôme, le souvenir me vient que je suis technicien, une consistance s'installe.

Je redoutais le chômage à cause de cette " légèreté ".

Je suis à mille lieux de ces tracas quand je fais ce que j'écris dans la dernière phrase de ce livre. (avant le mot FIN)

...

Au début du livre, j'écris ceci au sujet du fait d'écrire : « Sujet que je considérerai " délirogène ", destructeur ou régressif...on verra. »

Un terme davantage rapprochant serait : " Au-delàïsant ".

...

Je disais plus tôt : « plus le paysage est beau, plus je déprimerais. »
Cependant, si je suis avec une personne qui trouve ce dit paysage très beau, je ressens son plaisir...comme si je voyais " par " ses yeux ? ...son cœur ? Si c'est une personne que j'aime.

...

Beaucoup de trois petits points...points de suspension.
Je suis peut-être davantage dedans que dans mes mots ?
Je suis dans cet "espace" ?
Suspension : oui, je suis suspendu ?
Et je descends un petit peu entre les guillemets "ouvertures" ?

...

PARENTS.

Quand je vais chez mes parents, je meurs.
Sans rien faire, sans me tuer, je meurs.
Je disparais.
Ceci au bout de quelques heures. Je perds ma personnalité.
Et je deviens tel un abruti, un imbécile qui fait des bêtises, pour se donner consistance.
C'est ce que je ressens et c'est un peu pénible.
Je mange n'importe comment et n'importe quoi.
Je prends dans le plat avant qu'il soit sur la table.
Je ne respecte aucune règle de politesse.
Comme si je ne pensais qu'à moi, égoïstement et de façon stupide et puérile.
Tel un petit démon.

Curieux.

Comme si ils n'étaient pas mes vrais parents ou que je ne voulais pas d'eux comme père et mère.
...Ou que je n'étais pas leur vrai enfant.
Comme si la vie qu'ils m'avaient donnée n'était pas la bonne.
Comme si je ne devais pas être vivant.

Alors au bout d'un moment, j'étouffe et je dois partir, rentrer chez moi, ou sinon je deviendrais trop bête, stupide, me gavant de gâteaux, devant la télévision, tel un gros bébé monstrueux lobotomisé.

Au début, ma mère croyait que je partais parce que je ne l'aimais pas.
Cette situation la blessait.

Elle me comprend mieux maintenant.

...

PROMENADE.

Le pire, si je puis dire, ce sont les promenades en famille à pied.
Pourtant je n'ai rien contre.

Au début de mon trouble, à 19 ans, lors de balades dominicales, j'étais obligé de me coucher par terre, sinon je me serais évanoui.
Non, pas sûr.
Sinon je me serais... je ne sais pas.
Que se passe-t-il quand on se vide de sa substance...psychique ?
C'est douloureux.
Non, même pas :
Comme douloureux !

Vivant dans un cercueil dans le ciel. Bruno Tourneur.

On se sent coupé en deux, dans le sens de la hauteur et dans le sens de la largeur.
On subit un démembrement.

Membres et tête.

Grande faiblesse étrange, comme surnaturelle.

Les poumons se détachent et s'écartent, alors, on manque d'air...ou on " comme " manque d'air !

Tous les organes s'écartent d'ailleurs entre eux.
Telle une animation virtuelle dans un cours d'anatomie montrant bien les différentes parties du corps ainsi développées.
Alors, l'âme, au milieu de tout ça, se retrouve dans un intervalle vide, sans rien qui la soutient.
C'est une position difficile à tenir.

Oh oui, au bout d'un moment, on doit " tomber dans les pommes ". (sourire)

J'aime bien aller chez mes parents.
Oui ! pourtant !
Ce retour aux sources me fait du bien :
DEUX parties !

De se retrouver ensemble dans une promenade doit provoquer ce phénomène de dissolution.
Faire partie d'un groupe familial.
Sans être bien différencié chacun.
Nous sommes moins nous-mêmes et davantage une " partie " du groupe. Une pièce de l'ensemble.
Oui, être concrètement un membre d'une famille et se promener ensemble comme il se doit, ça " dévoile " bien qu'on est mort, "vivant-mort". Ça s'emboîte pas.

Vivant dans un cercueil dans le ciel. Bruno Tourneur.

Ici, dans ces promenades avec frère, sœurs, parents ou tante, contrairement aux fêtes (interlude 4 après chapitre 12), cette dilution ne fait pas mal.
C'est gênant, très affaiblissant, effaçant, mais ça ne fait pas mal.

Effaçant : pas le même effacement qu'avec l'ARTICAÏNE.
Non, cet effacement-là est presque sympathique.
Oui, il est moi, comme normal.
Dommage ! (sourire)

Oui, sympathique est le mot, malgré les apparences.
J'ai cette gentillesse maintenant avec ce phénomène.
Au début du trouble, à 19 ans, quand une faiblesse vient...ou plutôt quand une faiblesse perpétuelle s'amplifie soudainement, on ne sait pas pourquoi cette désertion écartelante de force nous arrive.
Et ça rend triste.

Et on ne risque pas d'avoir une explication par un tiers.
Ah ! ah !

...

Quand je veux rendre visite à quelqu'un, la famille ou une amie, j'ai horreur de prévenir de ma visite.
J'ai l'impression que si je préviens, je tue quelque chose, je gâche quelque chose...
J'arrive sans prévenir....
comme si je voulais « tomber du ciel » (?) vivant !

...

J'ai fait lire mon livre au maître d'école de mes enfants. Il dit que c'est bien écris.

C'est curieux, pourtant je suis nul en rédaction et je suis incapable de faire une lettre de motivation, même avec un cours ANPE.

Paradoxe...

...

Ma mère avait toujours du mal à m'habiller : rien ne m'allait.

C'était comme habiller un épouvantail.

Je peux difficilement garder de beaux vêtements. Si je m'achète un costume, je vais me débrouiller pour faire tomber, par exemple, de la colle super glu dessus ou je vais par inadvertance égratigner le tissu contre un mur. Blessure.

Pas le droit d'être beau ? Problème de corps.

14.

TUNNEL.

PRISON SANS PORTE NI FENÊTRE.

...Et on avait coulé du béton dans l'enceinte, dans laquelle je suis.

Je commençais à ne plus avoir d'espoir.

Plus de cabinet. Travail que j'aimais tant.
Pas envie de faire un boulot qui me déprimera.
De toute façon, je tenais à peine sur mes jambes.
L'ANPE me forçait à trouver du travail.

Moi je disais qu'il faudrait que je trouve une femme.
Seul c'est trop dur.

Pas de motivation, de but.

Je commençais à laisser couler le navire...avec quelques moments de bravoures...,mais vite rattrapés par la faiblesse physique et cérébrale.

...

Sur un site de rencontre, j'ai connu LUCIE.
Au bout d'un moment, j'ai parlé de mon trouble.
Elle m'a dit qu'elle connaissait une thérapeute, une personne qui lui avait fait prendre conscience qu'elle avait un frère jumeau quand elle était dans le ventre de sa mère.
Dans cette " thérapie ", elle était revenue au moment où elle était à côté de ce frère jumeau in-utéro, puis au moment où ce fœtus n'était plus là.
LUCIE a ainsi compris comme le sens de sa vie avec ce manque de jumeau qui expliquait sa tristesse et lui donnait une explication du pourquoi elle achetait toujours des affaires en double : comme par exemple deux pulls en même temps.

« Ouh là !! »

Cette thérapeute fait de l'hypnose.
LUCIE me dit : « Va la voir ! »

Avec tous les thérapeutes que j'avais vu dans ma vie, je n'avais jamais réussi à en trouver un qui fasse de l'hypnose.*

Exceptionnel !
J'étais compris.

Mon langage bizarre de mort, de fœtus, de "pas né" avait sens pour elle.
J'avais plaisir à payer ! 50 euros, pourtant, l'heure.
Et parfois les séances pouvaient durer trois heures.

* Si, une fois. Mais, à l'époque, je ne savais pas où je devais aller : vers ma naissance. Je ne pensais pas cela possible, osable ! L'hypnose n'avait donc aucun sens. Il ne se passait absolument rien. Et je n'apparaissais pas hypnotisable.

Moi qui suis toujours sans argent, là, j'avais reçu une indemnité liée à mon prêt maison pour cause de chômage.
Cela m'était égal de tout dépenser pour cette cure.
(J'ai pourtant pratiquement toujours été pauvre, je connais la valeur de l'argent et je sais la tragédie que c'est de ne pas en avoir.)
J'avais l'impression d'avoir trouvé la thérapie que je cherchais depuis vingt ans.
Payer, moi qui étais comme blessé au couteau, saigné par les paiements auparavant.

C'est de l'hypnose légère dans laquelle on reste conscient.
Cette femme fait revivre les traumatismes des gens pour que cela les guérisse.

Avant le premier rendez-vous, pour donner le ton, j'ai écrit à cette thérapeute pour expliquer mon " cas ", ceci pour aller droit au but.

Nous y sommes allés !

Je suis retourné au jour de ma naissance,

Direct !

avant l'accouchement, une heure avant.
Puis après l'accouchement, au moment où j'étais sur une table recouverte d'un revêtement bleu en mousse. (détail très difficile à vérifier en vrai.)
J'étais parfaitement là dans la salle.
Et je me suis reconnu, moi, BRUNO, là sur cette table.
Moi qui ne me reconnais pas dans le présent.

Je suis revenu au moment où je " montais ".
J'ai donc vu le chemin que j'ai pris.
Alors je peux le reprendre pour descendre.

J'ai vu un TUNNEL.
Un tunnel à travers la mort ?
Un tunnel gris.
Une longueur de 10 mètres...sans que j'en voie le bout.
Des plis arrondis et délicats, comme en tissu fin, tapissaient la paroi.
" La luminosité " dans ce tunnel était suffisante.

Il y avait donc un tunnel avec (sous ?) cette prison sans porte ni fenêtre !
Et j'ai commencé à l'emprunter pour descendre.

Ma mort ne faisait plus de doute, j'avais comme la preuve.
Avec ces séances, j'ai compris le sens de ma vie.
Ma vie si spéciale.

Mon esprit s'est détaché à ma naissance puis est revenu tout de suite.
Mais il s'est mal accroché.
Pour cette raison, j'étais un enfant un peu trop calme...dans la lune, comme on disait...
Et à 19 ans, comme cette Irlandaise ne m'a pas aimé, mon esprit s'est décroché de nouveau pour ne plus descendre.
Je l'ai senti, j'ai senti le sens.

J'ai testé les séances avec mes deux personnalités.
J'avais une personnalité pour une séance et j'avais une autre personnalité pour une autre séance (l'autre personnalité qui met trois jours à venir).
Et je tombais au même endroit.

C'est rassurant quelque part... Je n'ai pas besoin d'être rassuré mais cela donne comme un preuve de base solide. Une chose dont on peut se fier dans l'inconstance ambiante.

En descendant dans l'hypnose, j'avais du mal à passer le niveau de mort provoqué par l'empoisonnement à l'ARTICAÏNE.
La thérapeute me disait que l'hypnose peut parfois réparer les dommages physiques comme par exemple refaire les fibres nerveuses dans les scléroses en plaques.

Elle voyait que j'étais très faible physiquement* et disait que j'avais des " résistances béton ".

J'arrivais à passer néanmoins l'obstacle "ARTICAÏNE" pour aller plus profond.

La première séance a eu une importance capitale.

C'est dommage que cette professionnelle ne me connaissait pas car on n'a jamais pu aller aussi " mieux " par la suite.
J'étais pris par surprise, disait-elle.

Je disais qu'il fallait que je passe par un ventre.
Elle rétorquait : « Non ! C'est contre toutes les lois de " je ne sais quoi ", d'entrer dans le corps d'une autre personne. »
En me connaissant mieux, elle a compris que je n'avais pas tort.

...

Alors voilà ! :

Je suis tel que je suis, pas " là " parce que je suis mort, comme mort.
Et c'est normal que rien ne marche bien sur terre quand on a une partie comme ça, ailleurs.

* Un kinésithérapeute me l'a dit aussi : pas, plus de tonus musculaire.

Vivant dans un cercueil dans le ciel. Bruno Tourneur.

La première fois que ma femme m'a vu, au premier instant de notre rencontre, elle a voulu fuir.
Chouette ! (humour noir)
Je pue la mort ?

Je fais fuir tout le monde (sauf LAURAINE*) ou je me débrouille pour.

La thérapeute, disait, dès la lecture de ma première lettre, être persuadée de me faire naître, et ceci rapidement ! En dix séances !

...

Je suis mort, en état de mort, au-dessus de la salle d'accouchement. Dans une grosse bulle noire qui va jusqu'au ciel.

Elle est dedans ma prison.
Mon esprit est là, à ce moment.
TOUJOURS.

Je suis descendu un peu, avec ces séances d'hypnose.
Dans cette grosse bulle noire, en bas, se trouve un petit trou, dans lequel je vois le jour.
Après ce trou lumineux, se présente la salle d'accouchement avec mon corps de bébé, sur la table.

En approchant mon esprit vers mon corps, celui-ci, en vrai dans la séance d'hypnose, fait de gros, très gros sauts comme de RÉANIMATION.
Comme si je recevais des chocs électriques d'une machine pour les infarctus.

* Si ! L'amour s'en est chargé. Je fais fuir tout le monde (sauf les enfants). Non ! L'amour DOIT changer alors !

Mon corps couché sur le divan de la thérapeute, fait des bonds toutes les trois secondes, comme des chocs nerveux me décollant de plusieurs centimètres.

Au premier rendez-vous, sont venus aussi mes tremblements.

A la fin de la séance j'affirmais :

« Les tremblements SONT LE CHEMIN !!!!! »

Je n'ai eu ces tremblements qu'à de très rares occasions dans ma vie : lors de mon premier rapport sexuel par exemple.

Lors de celui-ci, je me suis mis à trembler tellement de tout le corps, que nous n'avons rien pu faire avec cette amie de l'époque. Zut !

C'est comme si j'avais peur, sans ressentir du tout de la crainte.

J'aime avoir ces tremblements, comme si j'allais être touché.

Oui c'est vrai, jamais je n'ai l'impression d'être touché, que ce soit physiquement ou psychologiquement.

Oui, je ne suis pas là.

(Sauf avec LAURAINE : comme nous nous embrassions une fois affectueusement, j'ai eu la sensation qu'elle touchait mon " fœtus " physiquement, c'est-à-dire : moi.)

La potentielle sexualité avec une personne nouvelle doit toucher quelque chose de profond en moi qui provoque les tremblements.

La peur d'être touché en vrai ?
La peur d'être vu ?

Vivant dans un cercueil dans le ciel. Bruno Tourneur.

Quelqu'un qui vient, qui ne me connaît pas, qui ne sera pas leurré ainsi par mes façades.
En effet, elle les ignore.

Puisqu'elle découvre, elle est attentive à tout. Je ne peux pas me cacher assez vite ?

...

Cette thérapie dépassait tout ce que j'avais osé imaginer.
Enfin un truc efficace.

J'avais un espoir pour

"LA PREMIÈRE FOIS DU MONDE !"

15.

Mon esprit s'est séparé de mon corps à ma naissance.

J'ai maintenant une partie plutôt physique, qui ne se pose pas de questions et une partie plus spirituelle, plus intelligente, qui correspond à cet esprit qui monte.

Dans cette deuxième partie ou personnalité, je cherche à retrouver mon corps.
Je souffre de ne pas l'avoir.
Alors j'utilise le moyen le plus intimement physique possible pour pouvoir le reconnaître, la sexualité ou la masturbation.

Dans celle-ci, je cherche mon corps.
Et curieusement, avec une éjaculation, cet esprit meurt.
Ainsi, il ne le trouve jamais.

Comme si la masturbation était un mauvais moyen pour trouver son corps et redevenir vivant.
Avec un vrai rapport, autre chose de positif entre en jeu : les sentiments.

...

Une partie " comme vivante ".
Une partie " comme morte ".
La vivante souffre, pas la morte.

Plus exactement, en personnalité " comme morte ", je souffre de ne pas souffrir quand je ne fais pas ce qui convient à cette partie demandeuse.
Ce qui la comble, c'est de soigner des troubles graves.
(... Elle se fait ch... à " mourir " ! sinon.)

« Morte », ne veut pas dire qu'il n'y a rien. Au contraire, il y a plein de choses dans la mort...en tous cas, dans celle-là...
C'est ce que je constate " bêtement ".

Je remarquais, lorsque je soignais des gens, avoir comme du génie quand j'étais en personnalité morte.

La partie " comme morte " soigne.
La partie " comme vivante " demande à être soignée.
Soutenue plutôt...portée.

J'appelle la partie vivante, la partie intelligente, alors que le génie est dans la partie morte : pourquoi ?

Car en partie vivante, je suis davantage moi alors c'est davantage MON intelligence.
En partie morte, le génie ne m'appartient pas.

Il vient ou pas.

16.

Ce que j'ai vécu en hypnose éveillée: j'étais dans le ventre de ma mère, j'étais prêt, le travail a commencé.
J'ai manqué d'air un moment dans la séance d'hypnose.
J'étais prêt et je me suis endormi dans le ventre, sans doute à cause du produit anesthésiant que recevait ma mère pour la césarienne.
... Puis, je me " retrouvais " dehors, calme.
Même l'infirmière qui s'occupait de moi était sereine.

Voilà ce que j'ai vécu de " réel ", ou de palpable. Bien que ce soit en hypnose.

Sur mon carnet de santé, il est indiqué que j'ai été réanimé, enfant ENDORMI, pas crié !
Mais je crois que personne ne s'est aperçu que je partais.

...

On pourrait penser qu'avec ces histoires de mort, de naissance revécue, ce doit être terrible de refaire ce cheminement.
Oui, pour bien des gens, j'imagine que revivre leur naissance, devrait être absolument horrible et traumatisant à vie. Enfin des personnes me l'ont dit.

Pour moi, ce n't pas du tout le cas.
Moi je suis dans un coin complètement tranquille.
Il n'y a pas de souffrance, là où je suis.
Et c'est même un bonheur de regarder toute cette histoire.
Voire une jouissance.

J'avais l'impression que LA VIE allait me sauter à la " gueule ", avec de VRAIES sensations. Super ! ...comme celle de l'infirmière qui m'accueille à la sortie du ventre pour accomplir les premiers soins.
Imaginez, la première fois que l'on est touché par une personne humaine, soi, qui était au chaud, dans l'eau.
Etre à l'air pour la première fois.

Non, tout ça pour moi est chouette.

Ce qui est différent pour les autres patients de cette thérapeute.
En effet, eux doivent revivre des viols, des abandons, que sais-je encore.
Moi je dois revivre un bonheur ! Une jouissance.
Cela ne marche pas pareil ! (sourire)

...

Un petit interlude au passage :

Vous vous souvenez du " bel endroit " ?
...Sous le testicule.

Dans une relation amoureuse, une personne m'avait touché à cet endroit et j'avais eu une révélation.
Je disais à ma thérapeute que cet acte m'avait donné comme la vie.
Entre parenthèses, ce don n'était pas à sens unique.
Cette personne disait aussi que je lui donnais la vie.

Pour un moribond, c'est pas mal ! (sourire)

La thérapeute ramenait cet éblouissement à ma naissance : aux premiers soins que j'aurais reçus l'infirmière qui m'aurait ramené à la vie.

Ce n'est pas bête, surtout que la première description qu'on ait donnée à ma mère sur son bébé est : « Eh bien, il est bien monté votre fils ! »

(Ceci, du point de vue appareil génital, j'étais " monté " également mais pas dans le même sens... Sourire).

Curieusement au début de l'adolescence, j'ai subi une opération d'un testicule qui ne voulait pas descendre et on me l'a coupé.

Drôle de similitude.

Fin d'interlude.

...

Je ne souffre pas quand je vois qu'on s'occupe de moi ! Du vrai moi.

Je souffre tout le temps pourtant...sauf ici.

Dans le ventre juste avant l'accouchement, j'ai vu que je me suis endormi.

Je me suis endormi et je suis " parti ".

Je n'ai même pas souffert de mourir. Je n'en ai pas eu conscience puisque j'étais anesthésié.

Pas de traumatisme !

Ce qui est déroutant quelque part.

Cette situation laisse encore moins de trace.

D'où la sensation d'incompréhension accrue devant les conséquences.

... Comme un piège de la raison, un piège aux sentiments.

17.

IMAGE DE LUCIE.

Je n'ai pas de sentiment amoureux pour LUCIE mais elle me donne envie de naître.
En effet, elle a une pureté, une simplicité, une douceur.
Avec l'hypnose, j'ai vu que je " partais ".
Je montais.
C'était la fin.

Je montais dans le noir.
Décroché de tout.

Il ne restait plus qu'une ULTIME image qui pouvait encore me rappeler.
L'image de LUCIE.

Un ange au loin, lumineux.

Je transposais le sentiment que me provoquait LUCIE à cet endroit de la mort, sur cet ange.
Cet ange me montrait la sortie, le chemin.
Si je suivais cet ange, attiré par sa douceur, sa maternité, son échantillon d'humanité totale, je pouvais revenir.
Je n'ai pas de corps, je ne peux pas bouger.

Le mouvement vers le haut est inexorable.
Mais cet ange peut encore m'attirer vers le bas.
Une attirance comme un aimant.
Je peux encore me laisser attirer.
Mais la force d'attirance est faible...je suis loin.
A portée mais c'est juste.

Si cette image n'est plus, il n'y a plus rien.
Suivre l'image de LUCIE.
Pour aller vers la vie, la naissance.

(C'est curieux, j'ai écrit ce chapitre en jour un, sans émotion, sans trop. D'ailleurs, j'avais pensé écrire : « Il faut être sans émotion pour pouvoir écrire ce texte sans souffrir. »
Maintenant je suis en jour " 2 "...j'ai dû résister pour y arriver... et j'ai l'impression d'être une secrétaire qui écrit ce que son patron lui a dicté sur un brouillon, pour le mettre au propre.
En jour " 2 ", l'émotion est davantage là, l'intelligence aussi... Non, ça ne reste pas.)

Je n'ai plus besoin de ventre.
Je suis (verbe suivre) cet ange et je me remplis d'humanité.
La vie s'approche.

Complètement bouleversé par cette image de LUCIE, bouleversé positivement, émotionnellement, à la suite de la séance, tremblant tel une feuille en folie, il fallait que je voie LUCIE en vrai pour lui dire.

C'était si fort !

Mais ce " quasi-miracle " pouvait également disparaître, non ! Il ne fallait pas !
Puisque j'insistais, elle a accepté de me recevoir à 10 h du soir, chez elle, alors qu'on se connaissait à peine.
Je lui ai dit cet ange, elle m'a écouté et compris en disant qu'il fallait le faire naître, cet enfant.

Elle m'a comme compris, j'étais ému.

J'avais l'impression d'avoir trouvé une vraie amie, une "piste d'atterrissage".

J'étais bouleversé déjà qu'on puisse me croire et à ce moment c'était tellement important.

Cette soirée a été exceptionnelle d'émotion pour moi.

Suivre l'image de LUCIE.

Mes " chocs " dans cette soirée étaient " explosifs ".

« Il faut le faire naître, cet enfant », disait-elle.
J'y croyais à peine, tellement c'était le bonheur.
J'étais compris, accepté.

Le lendemain, chez moi, j'étais " branché avec LUCIE " par ordinateur.

Comme si un tube entre le ciel et la terre se dessinait et d'en haut, je voyais LUCIE en bas par ce tuyau.

Mais LUCIE était occupée à chatter avec quelqu'un en me parlant en même temps.

Elle ne se rendait pas compte de la situation exceptionnelle dans laquelle j'étais...ce qui est normal...

J'étais accroché à la terre par elle, mais si elle ne me regardait pas, ne me parlait pas, le tube se coupait et je repartais, perdu dans le ciel.

La " connexion " ne tenait qu'à un fil.
...et ça a lâché.

LUCIE disait aussi maintenant : « Pourquoi moi ? » ... Réaction de rejet ?

C'est vrai (...)! pourquoi est-ce elle que j'ai choisi (...) ?
Ou que ma partie fœtale a préférée ? (...)
    Je devais lui expliquer ?
Comment faire comprendre une telle chose ?

Et c'est comme indécent de demander l'aide de quelqu'un pour naître. Cela a mine de quoi ?

LUCIE, en vérité, n'adhérait pas beaucoup ou oubliait vite.
C'est normal : quoi faire avec un type comme cela ? ...Un type gentil mais bon...
Moi j'explosais intérieurement, effaré qu'on ne me voie pas, à hurler sans bouche.
Pourtant, elle disait quand même qu'il fallait qu'il naisse, cet enfant.
Je pouvais tout lui expliquer la façon de faire, mais le courant ne passait pas.
La peur peut-être ou simplement le manque d'intérêt..., compréhensible devant un problème " extra ..." je n'aime pas dire : " extra- terrestre ".
LUCIE est très occupée, elle a beaucoup d'autres choses à faire.
Puis elle a ses propres problèmes.
Elle a sa vie, tout simplement.

Ou LUCIE est un peu un ange, alors pour les choses trop « terrestres » (c'est moi qui dit ça ! ?), elle n'arrive pas.

Déception.

Cependant l'image de LUCIE, dans les séances d'hypnose, restait intacte pour m'attirer.

Dans cette image, tout ce dont j'avais besoin pour venir était présent : la maternité absolue ? L'essence du sentiment humain, d'être humain.
Le concentré de ce qu'il fallait pour donner envie de venir sur terre était là.

Suivre l'image de LUCIE.

La thérapeute dit « NON » !!!!

18.

CONFLIT.

L'image de LUCIE est le lien, le passage entre les deux mondes.

" Transfert Ange " sur LUCIE.

Dès que je parle de l'image de LUCIE, la thérapeute n'adhère pas.
Ce désaccord se voit sur sa tête.
Elle dit que c'est une image mentale comme ce que font certaines personnes pour se faire du bien.
Ou une méthode qui existe et qui utilise ces images.
Un genre de méthode COUÉ ?
Artificielle.

Moi, mon corps va pour exploser quand je suis stimulé... lorsque je me laisse stimuler...à suivre cette image.

Je l'explique à la thérapeute mais rien n'y fait.
Elle veut me faire vivre avant la naissance, faire le chemin avant, pendant, et après. L'histoire de ma conception : ma mère qui se fait mettre enceinte par surprise.

Ou me faire parler de la relation avec mon père, avec qui c'était la guerre à l'adolescence.

Mais rien ne m'énerve davantage.

Moi je veux descendre, c'est tout !

Et je constate en moi que ce retour avant la mort de la naissance n'est pas utile.

En effet, cette coupure fait un mur de mort, quelque chose de définitif.

On ne joue pas avec la mort, ça ne sert à rien, tout bêtement.

Seul ce moment de réanimation importe.

Avec cette thérapeute jusque là fantastique, d'une efficacité des plus remarquables, je me heurtais désormais à une personne vue comme des plus stupides.

Je lui ai expliqué en long et en large ce qu'il me fallait.

J'écrivais mes explications par courrier* que je mettais dans sa boîte aux lettres mais elle ne voulait pas que je fasse comme ça.

Elle disait que ça me ferait faire un transfert sur elle.

N'importe quoi !

[Elle ne mérite pas un transfert ! (sourire)]

D'ailleurs, non ! Justement, il aurait FALLU que je le fasse ce transfert !

---

* Je considère ce que j'ai écris par lettre, comme de l'or. Et elle l'a peut-être jeté (mes copies se sont effacées sur mon ordinateur). Elle n'a pas retrouvé quand je lui ai demandé la restitution.

Je lui disais par exemple qu'il serait incroyablement bien que LUCIE vienne à ma séance.
LUCIE aurait accepté. Je lui ai demandé.

Refus !

Devant tant de contrariétés, je ne pouvais pas descendre.
Cette thérapeute n'est pas "comme maternelle"
Elle présente un jugement hâtif.
Accrochée à sa théorie et ses croyances.

Je ne crois pas qu'elle possède un diplôme de psychologie.

Elle " M'EMPECHE " de guérir.
Elle m'empêche de naître.

Pourtant, elle sait exactement où je suis et dit qu'elle est persuadée de pouvoir me faire naître.
Mais elle ne m'écoute pas.

Impossible de se mettre d'accord.

Le merveilleux, ou simplement l'UTILE est gâché.
Le nécessaire.
Têtue " comme une vache " !

La thérapeute parlait de résistances.
Ce terme psychanalytique n'est même pas approprié pour moi.
En effet, je suis comme dans un coma.
Un coma en étant éveillé en même temps.
Dit-on de quelqu'un qui est dans le coma, qu'il fait de la résistance psychologique à ne pas se réveiller ?
C'est stupide. Absurde !

...

Quand je lui disais que mon trouble était vraiment à part, qu'il était répertorié dans la DSM IV en " sous-catégorie ", pour le côté chronique.

Elle a bien retenu le terme " sous-catégorie " pour bien montrer le ridicule.

Elle est si douée pourtant pour soigner les gens, extirper leurs maux. Cette aptitude se voit.
C'est impressionnant. « Harrr... ! »
(D'ailleurs, avec elle, j'étais pressé de guérir pour faire le même travail qu'elle, en association par exemple. Elle ne forme pas les gens me dit-elle.)
Je n'avais plus qu'à essayer de la convaincre.
A me battre pour emmener la thérapeute où je voulais.
Je l'ai fait longtemps.
Je payais pour la faire plier, c'est un comble.

Elle a cédé une fois en disant : « Bon, on fait comme vous dites. »
Je ne la sentais pas convaincue pourtant elle disait :
« si si »...

Nous parlions de la même chose en ce qui concerne ce qu'il m'était nécessaire pour descendre mais dès que je prononçais les mots : " Image de LUCIE " : blocage de sa part.

Croyait-elle que j'allais tomber amoureux de LUCIE en vrai, ou que j'allais la harceler ?
Sur LUCIE, je fais un transfert Ange mais je fais bien le distinguo entre l'image de LUCIE et la " vraie " LUCIE.
La preuve, LUCIE et moi, nous sommes devenus amis "normaux" par la suite. (" que " amis normaux, et pas je ne sais quelle chose monstrueuse...)
Ce transfert " ange ", je pourrais même ajouter que ce n'est pas moi qui le fais, mais ma partie fœtale.

On dirait un problème interne à cette thérapeute : même pas de justification théorique de psychologie classique.

LUCIE est une de ses patientes aussi, d'où interférence pour elle. Nœud.

...

Nous avons donc essayé à ma façon.

Je lui disais de me faire confiance, mais un patient qui dit au thérapeute de lui faire confiance, bien sûr, ça fait « pauvre ».

Et elle rétorque de façon "logique" :
« Mais non, vous, faites-moi confiance », bien entendu...

La séance à ma façon dis-je :

Suivre l'image de LUCIE.

J'avais du mal car la thérapeute est comme " sèche " intérieurement mais bon.

A la fin de la séance, elle disait :
- « Votre manière ne marche pas, car c'est trop long ! »
Elle ne voulait pas céder ? Admettre ?
- Bien sûr, c'était long !!!

C'est normal ! Le chemin n'est pas évident à découvrir là où je suis.

Je devais me positionner, déjà ce n'est pas facile, et trouver la direction...dans le noir, dans l'espace, le vide !

Et cela sans corps !

Je voudrais bien vous y voir !

Voici ce qui s'est produit :
Moi qui n'ait pas de visage depuis 24 ans, comme si un vide régnait à la place, j'ai senti dans ce " rien ", une masse noire qui se formait.

C'était quelque chose en " matière ".

(pas de l'antimatière)
Quelque chose avec une consistance.

Une masse informe.
Une masse noire comme un morceau de pâte à modeler molle flottant dans l'espace, au centre de la tête, ma tête.

Cette masse petite au début grandissait et prenait davantage de place dans le vide sans frontière.

Puis, cette masse a pris, sur le devant quelques reliefs, vers mon visage physique.

Ces reliefs ont pris la forme d'un nez et de deux yeux.
Et c'est devenu un visage de bébé.

Toujours noir, c'était maintenant une tête de nourrisson.

Dans le néant de ma tête, cette matérialisation s'approchait en silence de l'intérieur vers mon visage à moi, telle une balle qui se gonfle dans un ballon, avec la paroi externe de la balle qui s'approche de la paroi interne du ballon.
Je sentais qu'elle allait arriver au niveau de mes traits.
Si les yeux du bébé arrivaient jusque dans mes yeux, j'étais guéri.
Il n'y avait plus qu'un centimètre entre cette forme noire et mes yeux, mon visage.

La superposition et j'étais vivant.
Ce n'était pas un rêve, j'étais éveillé.

J'étais à un centimètre d'avoir un visage !
J'étais à un centimètre d'être guéri !
J'étais à un centimètre de me reconnaître !
J'étais à un centimètre d'avoir une vie !

Au cours de la séance, je disais même à la thérapeute, de façon détachée : « Si je continue comme cela, je vais guérir. »

Rien à faire ! aurait-on dit de sa part.

La séance se termina et je n'ai pas réagi tout de suite. Le sens n'apparaît pas tout de suite quand on sort de l'hypnose. C'était du vécu pur sans réflexion.

Quand j'ai parlé de cette forme noire à la thérapeute au rendez-vous suivante, elle n'a même pas relevé ; a fait un signe négatif de la tête et m'a chanté je ne sais quelle " chanson " de psychologie ; avec des refrains que je ne connais que trop.

La stupidité absolue !?

La première fois qu'elle m'a refusé l'image de LUCIE, après une séance, j'ai senti une colère monstre... moi qui suis en général trop calme.

Une colère de bébé quelque part.

Une colère d'âme ?

Une colère plus profonde que mon être, désormais à fleur de peau !

Je lui ai dit par lettre que c'était à cause d'elle.

Elle répondait bien sûr que c'est parce que je tombais sur une chose pénible ou que sais-je.

Que c'était mon problème qui me travaillait...comme cela arrive dans la psychologie classique.

Bien, non, il n'y a rien de pénible là dedans.

Bien au contraire !

C'est à cause de la thérapeute, de façon toute bête.

C'est une chose entendue que de dire que la difficulté vient du patient.

Le patient a forcément tort, pour qui se prend-il ?

Il ne peut pas tout comprendre, le patient, lui perdu dans son problème.

Le thérapeute, avec son objectivité, sa vue d'extérieur, voit facilement les choses.

Pas là, pas ici.

Je lui ai écrit que sa séance était nulle à ch...!

Elle a pris ce mécontentement directement pour elle, sa personne, au lieu de se dire qu'elle avait peut-être tort.

Elle a été obligée de travailler sur elle avec son référent au sujet de ma réaction de colère...m'a-t-elle avoué, en plus.

J'ai dû m'excuser. Ce n'est pas que cela me dérange... mais je n'ai jamais vu ça dans une thérapie.

Misère.

Bien sûr, je ne veux pas blesser cette femme, cette situation m'attristait.

C'est une colère envers la thérapeute, pas contre la femme.

Pour un peu, il fallait que je prenne soin de la thérapeute alors qu'elle me faisait rester dans la mort et ne voulait pas m'écouter pour que j'en sorte.

Lourd !

...

Je me suis épuisé à essayer de la convaincre du bien fondé de mes propositions.

Fallait-il que je trouve quelqu'un d'autre?

Je devais m'y résoudre.

Une personne qui me comprenne si bien, ça n'existe pas!?...

(...qui comprenne si bien où je suis mais qui ne capte pas une intelligence. Cette femme, la cinquantaine, sans homme car semblant avoir du mal à les supporter, sans enfant mais maternant ses chats de façon puérile... comment puis-je " passer " ?)

...

Vivant dans un cercueil dans le ciel. Bruno Tourneur.

C'est facile de rendre quelqu'un intelligent.
Mais quand ce quelqu'un ne veut pas, c'est plus dur !
(humour)

Elle le mérite pourtant, cette thérapeute...

...

PETIT INTERLUDE.

J'écris dans le chapitre 16 :
« Moi je dois revivre un bonheur ! Une jouissance. Cela ne marche pas pareil ! »

Faire sortir une souffrance.
Faire sortir un bonheur.

Oui, cette intention implique un état particulier chez la thérapeute, une qualité particulière. Don qui n'est pas exceptionnel.
L'action de faire sortir la souffrance de quelqu'un, pour le bien du patient bien sûr, procure au thérapeute un plaisir.
Il se sent utile, valorisé.
Cette extirpation peut même lui donner l'impression que ça libère sa propre souffrance interne. Souffrance qui, par ailleurs, aurait dû être soignée par une analyse préalable. Soignée ou du moins très bien comprise et contrôlée.

Faire sortir un bonheur implique qu'il y ait déjà un bonheur dans le thérapeute. Et ce bonheur appelle le bonheur du patient. Il y a " mariage ", jaillissement couplé.

Ce bonheur peut se trouver chez n'importe quelle personne. Pas besoin d'être thérapeute.

Vivant dans un cercueil dans le ciel. Bruno Tourneur.

Ma thérapeute, malheureusement pour elle...et pour moi... n'a pas ce bonheur. Je ne le vois pas en tout cas.

J'aurais aimé devenir son ami. J'aurais peut-être pu lui apprendre.
Elle ne veut pas.

Elle ne sait pas ce qu'elle rate.
Ah ! ah !

...

Cette thérapeute est « grillée » comme on dit, pour moi.
Je ne lui accorde plus aucune crédibilité. Malheureusement pour moi.

19.

QUI ?

Naufrage.
Echoué quelque part.
Sur une autre planète. Une planète déserte.
Poignardé au ventre, tenant le manche du couteau, la lame encore dans la plaie.

...

Je commençais à aller voir d'autres gens.
Je retombais de nouveau faible.

...

Je me suis retrouvé seul pour la première fois chez moi, sans les enfants, à cause de la séparation : Week-ends partagés.
Cette solitude fait bizarre.
Mon repas : cacahuètes et tablettes de chocolat.
Besoin de réconfort oblige.
« Ouh là », je l'ai payé cher : Quinze jours de foie hors service.

...

Dans ma vie, je n'ai jamais voulu me pencher sur les histoires de personnes ayant vécu une mort imminente, avec les

descriptions de tunnel, de lumière, et de retour changé, chargé d'amour.
　　Je fuyais ce genre de phénomène.
　　Là, pendant ce week-end si seul, je suis allé voir sur Internet.
　　Sans cette solitude, je n'aurais pas regardé ce genre de sujet : la peur de me perdre.
　　J'ai été agréablement surpris et j'ai trouvé les témoignages intéressants et très touchants.
　　Je me suis même comme reconnu dans les comportements qu'avaient les gens après leur retour.

　　Je voyais une évidence là dedans.

　　C'est bien mais moi, je ne veux pas aller voir là haut.
　　Bien au contraire, moi je veux descendre.

　　Je suis au milieu du chemin, pas assez bas pour être sur terre, et pas assez haut pour voir la lumière et les gens du paradis qui pourraient me donner un coup de pieds aux fesses pour me faire rebrousser chemin.

　　J'ai pris contact avec des personnes qui ont vécu une EMI (expérience de mort imminente ou NDE en anglais) et je me suis rendu à une réunion à MONTPELLIER de l'association de NICOLE CANIVENQ : femme très très sympathique.
　　Je me disais : des gens comme eux, ayant reçu un amour comme infini, vont sûrement me comprendre et leur profondeur va me donner envie de naître.
　　L'affaire va être simple ?

　　J'ai raconté mon témoignage parmi ces expérienceurs, comme se nomment les gens qui ont vécu une EMI.
　　J'ai contenu des chocs dans mon corps quand j'écoutais les autres personnes dévoiler leur expérience.

Mais cette réunion était un groupe de parole. Seulement parler. Ce n'est pas une réunion thérapeutique.

Je ne pouvais pas naître devant tout le monde, comme ça, au milieu des chaises…avec mon corps, par terre, comme de la viande qui s'ouvre.

Les gens auraient eu peur et par conséquent, moi aussi.
Ou j'aurais eu l'air bête, avais-je l'impression.
Fallait que je me retienne ! ? Que je cache mes chocs ?

Retenir ça !
Quoi de plus mauvais ?
Quoi de plus bête ?
Quoi de plus triste ?
Quoi de plus anti-émotion, anti-vie ?

Je suis parti encore plus seul qu'à mon arrivée.

Je n'ai pas pu discuter à la fin de la réunion, comme les autres gens le faisaient entre eux de façon conviviale.

Je faisais l'aller-retour dans la journée, en voiture ORLÉANS-MONTPELLIER.

J'ai mis seize heures pour revenir, désespéré, à m'arrêter à toutes les aires de repos pour dormir un peu, me " tuant " sans cesse. J'ai même cru mourir en vrai avec mon esprit qui ne tenait plus qu'à un fil dans la tête.

Eh bien…

Cette assemblée m'a montré néanmoins, que mon esprit, qui n'arrive pas à bouger seul là où il est, peut cependant être attiré par l'émotion des autres.

Cette profondeur lui lance des ondes qu'il capte et le fait venir.

…

Je veux que mes chocs soient amplifiés.

Des images apparaissent presque dedans, des flashs de vie, des fractions de seconde...moi qui suis comme hors du temps.

Des sentiments m'attirent, certains sentiments.
Comme semble-t-il des sentiments de bien venue parmi les humains.
Des sentiments adressés à un fœtus qu'on réanime.
Admettez qu'on ne reçoit pas d'emblée ces sentiments dans la vie courante. Il n'y a pas de raison de les recevoir.*

Je constatais que je n'avais même plus besoin d'être hypnotisé. Ou pas forcément.
Quand je me relâche, depuis les séances d'hypnose, mes chocs dans le corps se produisent toujours...même encore aujourd'hui, un an après. Mes chocs viennent quand je suis avec une personne aimable avec qui je peux laisser s'exprimer mon profond.
Je me disais qu'il suffirait simplement que je rejoue la scène de ma naissance, avec une infirmière ou une sage-femme qui voudrait bien jouer le jeu.
Même pas une thérapeute. A la limite, surtout pas une thérapeute !... En effet, celle-ci est facilement trop coincée dans sa théorie…restreinte.
Ceci pour garder le naturel et pour que j'y croie...et j'y crois facilement. (d'où l'UTILITE de la " légèreté " dont je parlais plus haut)

---

* J'ai découvert plus tard qu'il fallait lors d'une séance, que je sois mis dans une situation d'urgence, ambiance de catastrophe pour que mes chocs arrivent. Qu'il ne fallait surtout pas me rassurer. Qu'il faut que j'ai peur. Que je sois désorienté. Pris par surprise. Ma partie adulte est rassurée de toute façon car j'ai compris ce que je suis. Il n'y a aucun danger. Je ne dois pas être rassuré. Si on me rassure, je meurs. Plus exactement, je reste mort.

Chercher quelqu'un.

Voici une petite liste de personnes que j'ai vu pour essayez de reprendre là où j'en étais avec cette exceptionnelle thérapeute devenue inapte à mes yeux. Finir le travail.

J'ai trouvé une infirmière obstétrique, une " vraie " ! qui pratique aussi l'hypnose.
C'est très rare.
Je ne pouvais rêver mieux.
J'ai pris rendez-vous.

Je n'arrivais presque pas à parler au téléphone tellement j'étais ému et tremblant en expliquant ce que je souhaitais accomplir.
Ce dialogue me " déclenchait " déjà, rien que de connaître sa profession. Sensation ressentie " Descente d'organes " ! Cerveau compris.
Elle a dû me prendre pour un demeuré, à m'entendre parler de la sorte.
Elle m'a rappelé plus tard pour annuler la consultation, disant qu'elle ne voulait pas faire de régression.*
Je lui ai écrit une lettre explicative plus claire. Sans suite.

" Massacre "...

...

---

* Régression : On m'a déjà dit ce terme. Je trouve qu'il ne va pas du tout et ne correspond pas à ce que je ressens. Pour régresser, il faut déjà avant être vivant ! Il faut plutôt dire : reculer dans le temps. Non, même pas : je suis hors du temps. Revenir au moment, à l'endroit, quand il y avait un temps. Retrouver l'Histoire. Se rappeler. S'appeler ?

J'ai pris rendez-vous avec une " vraie" sage-femme...*
Fallait du courage quand même ! (humour)

Dans la salle d'attente, j'étais parmi des femmes enceintes qui allaient presque entendre ce que j'allais exposer à travers la porte non insonorisée :
Mon problème de bébé comme si j'étais enceinte également.
Gênant ! : Hé ! Je suis un homme quand même ! (sourire)

Je venais voir cette professionnelle pour lui expliquer que mon esprit n'était pas dans mon corps et qu'il fallait que je revive ma naissance en jouant la scène pour qu'il se remette ; avec elle qui devait faire simplement son travail, à savoir :
Faire naître un enfant.
Un enfant qui a une petite difficulté.
Une sage-femme est aguerrie à ce genre de petite complication, non ?
Elle répond ne pas savoir quoi faire...

Oui...
Bien sûr...
Mes explications ne pouvaient l'atteindre.
Moi qui divague si facilement, j'avais pourtant réussi à paraître sérieux et crédible.
Faut le faire avec un tel sujet !

Déception.

...

* Le docteur JOURDAN, spécialiste français des EMI m'a dit que c'était une bonne idée : Trouver simplement une sage-femme qui joue le jeu, m'a-t-il dit lors d'un entretien téléphonique.
Facile à dire…

Je me disais : une sage-femme qui fait de l'haptonomie reconnaîtrait mes chocs.

Oui, mon problème se décrit comme si j'étais enceinte de moi-même.

Quand je suis bien avec une personne attentionnée, mes chocs réagissent, tel un langage.

Comme un bébé qui bouge dans le ventre quand on le stimule de l'extérieur.

Je n'ai pas passé le barrage de la secrétaire de la sage-femme haptonome.

Ma demande est si spéciale.

...

J'ai appelé au téléphone une psychanalyste, ancienne sage-femme haptonome.

Imaginez ! C'est rare aussi.

Quoi de mieux pour moi ?

Je lui ai dit que j'avais simplement besoin d'elle pour rejouer la scène de ma naissance.

Elle me demande pourquoi ?

Je réponds : « Pour guérir ! »

Elle me déclare : « Cela ne marche pas comme ça ! »

M'a englué dans sa théorie sans m'écouter.

Qu'est-ce qu'elle était sûre d'elle dans son discours, que je connais d'ailleurs.

J'ai raccroché, dépité.

Elle me tapait sur les nerfs en plus !

...

J'ai vu une psychologue près de chez moi. Quand je lui ai expliqué mon histoire : Pas dans mon corps, pas né...etc., elle dit :

« Mais ce n'est pas de la folie ça ! »

Elle voulait bien, elle, que je suive l'image de LUCIE.

Dans la séance nous avons même sympathisé.
Il était même question qu'on devienne amis.
Elle m'a parlé de sa propre naissance d'enfant non désirée.
Je paraissais si sûr de moi qu'elle pouvait même se laisser aider par moi.
Elle a même pleuré un peu avec moi car elle avait perdu son ami récemment.
Allongé sur sa table de travail, mes réactions étaient flagrantes...enfin pour moi.
Dés qu'elle me faisait sa " technique " de massage, je "mourais", plus aucune réaction.
En effet, si on me stimule le corps, uniquement le corps, l'approche ne marche pas :

Je ne suis pas dedans.

Si on stimule mon esprit, je réagis.
Quand elle me parlait d'elle, mes chocs sautaient, et ça vivait.
Son émotion m'appelait.
Mais cette psychologue est une personne fuyante. Elle me l'avoue elle-même.
Et puis elle disait sur mes chocs qu'il fallait qu'elle se renseigne.   ...Je me demande bien où !!
Moi, j'expliquais que mes chocs sont essentiels...
Elle semblait ne pas en être sûre.
Je l'ai relancée plus tard pour savoir si nous devenions effectivement amis ou pas.
Elle a fui.

Elle m'avait pourtant parlé d'un cercle d'amies à elle qui faisaient du REIKI, qu'on pourrait se faire une " bouffe " ensemble.
Un " cercle " ! de femmes qui soignent. Non mais franchement, quoi de mieux pour un fœtus ! : Dans les oubliettes !

Dans la séance, un sujet m'avait interpellé lors de la discussion.
Une de ses amies avait parlé à l'esprit de sa sœur récemment décédée.
Et sa sœur avait répondu.

Parler avec les morts.

Cette chose inhabituelle m'a interrogée.
En effet, moi, étant comme mort, je pourrais peut-être entrer en contact avec mon propre bout d'esprit mort...pour le faire revenir dans moi.
Il paraît que ce n'est pas bien de parler avec les morts.
Il faut les laisser tranquilles.
Dans la religion catholique, c'est même interdit, je crois.
Je ne porte pas de jugement là dessus.
Cela ne m'intéresse pas et ça me perd.

Mais je me dis : Moi, j'ai le droit !

En effet, le mort que je veux voir, c'est moi ! !
C'est donc une action légitime !
Oui, aller voir mon esprit pour le faire revenir dans moi, c'est positif, non ?
C'est pour remettre quelque chose à " SA " place ?

Elle n'a pas du tout adhéré à cette idée.
(Est-elle capable de juger ?)

Ce n'est peut-être pas une bonne voie, en effet.
En tout cas, c'est vrai que cela me dérange et me met mal à l'aise. Quoique... Si, si. Tu es sûr ? Oui oui.
Cette psychologue a constaté que mon " cas " dépassait ses compétences, qu'il me fallait une approche davantage spirituelle.

Vivant dans un cercueil dans le ciel. Bruno Tourneur.

Alors elle m'a donné le nom d'une femme "qui sait", affirmait-elle.

...

Je suis donc allé voir cette personne.

Elle travaille près d'un presbytère, semble-t-il.
Dans la même rue que " Ma " thérapeute hypnotiseuse.
Elles doivent se connaître ?
Non, me disent-elles.

Cette nouvelle personne m'a mis des huiles essentielles sur les mains puis a effectué une drôle de danse autour de moi.
Effectuant de grands gestes avec les bras comme pour attraper des points dans l'espace.
Elle tirait comme des rideaux en tournant autour de mon corps.
Je pensais : « Eh bien, je vais encore perdre 50 euros. »

En fait, j'ai vraiment été surpris du résultat.
Moi qui tenais à peine sur mes jambes à cette époque, j'avais retrouvé des forces.
Et cette séance a fait bien plus.

J'avais soudain plein de désir sexuel.
(Sans cependant que cette manifestation s'exprime au niveau du corps).
Je possédais plein d'envies d'avancer dans la vie, vigoureusement. En force.
Je ne me reconnaissais pas vraiment. C'était gênant quelque part.
Je voulais m'engager avec LUCIE.
Me marier avec elle, faire ma vie...etc.

Carrément !

C'était bizarre cependant, j'avais l'impression qu'après avoir fait toutes ces actions, je me réveillerais un jour en me disant :
« Qu'est-ce que je fais là, avec cette vie, cette femme ? »

C'était puissant.

J'ai invité LUCIE chez moi et je voulais qu'elle dorme avec moi. J'étais comme poussé, entreprenant.

Manque de chance, (ou heureusement !) quelques heures avant sa venue à la maison, le "charme" qui durait depuis plusieurs jours est tombé.
Et je me demandais ce que j'allais bien faire avec LUCIE qui arrivait. (sourire)

Cette séance m'avait enlevé de la faiblesse mais m'avait mis dans un drôle d'état actif, pas naturel pour moi...c'est déjà bien. En effet, j'étais gravement faible physiquement.
Je crois que c'était du recentrage d'énergie des différents corps subtils comme ceux décris dans l'hindouisme.
Par contre au niveau du sentiment de dépersonnalisation, aucun effet, aucun changement.
Cela avait amplifier un truc faux en moi. Mieux, cela avait crée un « moi », un nouveau, alors que j'en avait déjà pas mal d'avance.
Je ne le sentais pas ce moi, dans le sens que je le trouvais suspect.
Faut vraiment que je sois loin pour que même un truc un peu surnaturel ne m'atteigne pas, moi, le vrai.

...

Je suis allé voir une médium.

Je voulais savoir si elle était capable, avec sa clairvoyance, de voir que mon esprit n'est pas dans mon corps.

Sur sa table, comme je me relâchais, mes chocs sont venus.
Tout de suite elle a cru que j'étais possédé.
En effet, mon attitude pouvait le faire penser à sauter comme je faisais.
Alors elle a invoqué SAINT-MICHEL pour faire partir cet esprit malveillant : « La lie de bas astral », disait-elle.

Au bout d'un moment, serein, moi je lui dis :
« Non, non, ce n'est pas un démon qui doit partir mais un esprit qui veut entrer dans mon corps.
Et l'esprit qui veut venir, c'est le mien.
Je ne me sens pas possédé, mais dépossédé »

A la fin de la séance, elle a bien voulu me croire, étonnée et m'a dit : « Bien si c'est ça, je ne peux rien pour vous »

Je n'étais pas plus avancé.

Une autre médium, appelée au téléphone, m'a dit qu'il fallait me faire faire une régression.
Qu'elle avait déjà fait cela mais qu'elle était trop vielle maintenant pour le faire.
Elle comprenait bien mon problème.

...

J'ai vu une psychologue spécialiste en " REBIRTH ".

Je ne m'intéressais pas vraiment à cette technique, je trouvais que cette approche faisait jouet ou snob.
Revivre sa naissance pour le plaisir de faire une expérience.
Préjugé sûrement.

Je me suis dit à ce moment : « Bon ! Je veux revivre ma naissance, quoi de mieux que le REBIRTH ?
C'est complètement indiqué, non ? »

J'y suis allé.
L'entretien parlé était très bien. Oui, oui, très bien.

Puis la psychologue m'a allongé pour me faire respirer : c'est la technique apparemment.
Au bout d'un moment, constatant que rien ne se passait en moi, je lui indique : « Mais je ne sens pas l'air qui entre dans mon corps car je ne suis pas dans mon corps, alors il ne va rien se produire »
Elle m'a répondu : « Bien, si vous ne faites pas d'effort, on ne va pas y arriver. »
Pour un peu, elle me disait que je faisais exprès de ne pas me laisser aller !
Mais moi, je me laisse aller facilement.
En effet, quand je le fais, je disparais.

Elle m'a cassé, défoncé.
Je tentais de lui expliquer mon état. Elle ne pouvait pas admettre qu'un tel état puisse exister sans être enfermé au fond d'un asile.
Souffrance.

J'avais expliqué mon cas par mail pourtant avec de venir.

Les 80 euros de la séance me restent en travers de la gorge.
J'aurais dû me sauver sans payer, oh oui !
En hurlant : « Incompétente ! ! »   [Pour mon cas.]

Après par mail, je lui ai dit qu'il lui manquait une dimension et qu'elle me fait beaucoup souffrir.
Elle m'a répondu que son rôle n'était pas de faire du mal aux gens, n'était pas de "descendre" les gens comme elle dit…pour me consoler.
Je sais... elle ne « DESCEND » pas les gens : c'est le cas de le dire ! Jeu de mots.

Vivant dans un cercueil dans le ciel. Bruno Tourneur.

Dans cette séance de REBIRTH, j'ai retenu cependant avoir vu mon corps comme une carcasse désincarnée. De la viande. (vivante ou morte ? Vivante forcément...)

Qui ?

INTERLUDE APRES CHAPITRE 19.

La caissière ne me regarde plus.

...

PARENTHÈSE.

J'aime beaucoup aller voir les psys. En général, ce sont des personnes intelligentes et sensibles. (pas toujours…sourire)

J'écris cette lettre à mon médecin psychiatre, celui à qui je parle comme à un copain :

Vous qui exercez près de la cathédrale, vous ne m'avez pas accompagné quand j'ai monté mon cabinet. Vous me disiez : « Démerdez-vous ! »
Je pouvais prendre cela comme de l'encouragement.

Je ne me souviens pas que vous m'ayez soutenu lors de mon empoisonnement.

Vous ne m'aidez pas pour mon livre.
Vous avez lu cinq pages lors de la séance en me disant que vous ne le lirez sans doute pas.

Vivant dans un cercueil dans le ciel. Bruno Tourneur.

Je sais maintenant.

Vous êtes nul.

Un rigolo (premier degré).

Ce courrier apparaît dans mon livre.

Salut.

20.

On critique mes chocs, on me tue !

Et je suis allé voir une nouvelle personne.
Elle faisait de la " géométrie divine ". Une technique qui laisse faire les choses.
Je ne saurais vous expliquer davantage.

Dans la séance, elle ne faisait rien me semblait-il...
Mais au moins elle ne m'EMPÊCHAIT rien !

Pour les séances à venir, j'avais même le droit d'y faire participer LUCIE.

Mon ancien collègue psychothérapeute avec qui j'avais partagé mon cabinet, qui connaissait cette femme, voulait être présent et cela ne posait pas de problème.

Alors pourquoi pas : J'emmènerai LAURAINE, mes parents...et même j'inviterai ma thérapeute hypnotiseuse dans une séance avec cette nouvelle professionnelle.
Mais là, quand même, ça faisait de trop.

...Pas pour moi !
Plus il y a d'humains présents, plus ça excite la partie fœtale.

...

Ce nombre de personne me rappelle le début de mon problème quand j'avais vingt ans.
En effet, à l'époque je voulais voir, avoir 50 psys EN MEME TEMPS tellement je trouvais mon trouble "impossible".
Je peux être soigné par plusieurs personnes à la fois. Ce n'est pas un problème pour moi.
Etre réanimé par Pierre, Paul ou Jacques...ou Pierre, Paul, Jacques en même temps : quelle importance. C'est le résultat qui compte.
Ici, je pouvais montrer enfin que si, j'existais " Là ", dans ces chocs !

...

Mes chocs sont donc venus dans la première séance.
Seul mon collègue était invité, cette fois-ci.
Je me disais qu'ils allaient être compris, ces chocs.
Ils sont si évidents ! ...

Mais on m'a dit que ce n'était pas forcément le chemin, que c'était une manifestation annexe.
Que la réparation allait se faire toute seule, autrement.

Même mon collègue semblait d'accord...pourtant, il s'en est défendu par la suite.

J'ai senti que mes chocs n'auraient jamais une écoute.
C'en était trop.

J'ai tout arrêté.

Vivant dans un cercueil dans le ciel. Bruno Tourneur.

Plus de psys à la noix.
De toute façon je suis ruiné.

Et je me suis dit que j'allais me débrouiller seul avec ce que j'avais et puis c'est tout.

Mais je n'arrive pas à trouver du travail.
Comme si je ne voulais pas.
Je me suis pas mal relevé avec mes graines germées.
Mais maintenant, j'en suis au même point.

Prison sans porte ni fenêtre.
Avec un pied dans le tunnel pour aller en bas.

Et c'est tout.

Je ne peux pas rester dans cet état.

21.

Je suis retourné devant le cabinet de cette fameuse thérapeute hypnotiseuse aujourd'hui.
Un an après.
J'ai fait un détour exprès.
Devant la façade, j'entendais en pensées des clochettes qui carillonnaient dans le ciel.
Un chat de couleur foncé se reposait sur le rebord de la fenêtre, derrière la vitre...

C'est là que je DEVRAIS naître.
Cette devanture éclaire, tel un halo de réalité dans le rêve.
Sensation qu'aurait un fantôme devant le lieu de passage vers la vie vivante. Cet endroit qui lui est interdit.
Ceci dans un parfum de maternité, l'établissement.

On n'arrive pas à se mettre d'accord.
Non.

PENSÉE.

M'apprendre moi.

...J'ai du mal à dire : « moi ».

Comme écrire une erreur.
Ou une apparence, une illusion.

Apprendre et comprendre CE " robot ".
Comment fonctionne ce robot ?

Faire fonctionner ce robot.

Le faire fonctionner, oui ! car si on ne fait rien, il reste IMMOBILE, sans vie.

Mettre ce robot dans des situations, pour qu'il réagisse à celles-ci.

Cela lui donne de la vie ?

...

Vivant dans un cercueil dans le ciel. Bruno Tourneur.

Je dois foncer ! !

Ne pas réfléchir ! !
Ne pas CROIRE ce que je ressens ! !

Le bonheur est au bout ! !

Vivant dans un cercueil dans le ciel. Bruno Tourneur.

INTERLUDE AVANT EPILOGUE.

ZUT !

J'avais un bel interlude.
Je n'étais pas en personnalité intelligente pourtant.
Comme quoi...
Je sentais un sens qui me permettait de relire mon livre pour le corriger et le mener comme j'aime bien.
Mais j'étais en grand écart entre deux mondes.
Cette tension faisait mal.
Souffrance sexuelle.

Alors je me suis tué.

Je savais pourtant que mon état " bien " était fragile.
Non, quand on est bien, on croit que cette situation ne peut pas changer. Comme si c'était dû.
Lorsque l'on est quelqu'un, on croit que c'est immuable.

Ce quelqu'un avait un désir sexuel, difficile de résister.
Cet appel voulait être si bon.
Et ce désir voulait soigner une douleur cachée si profonde, ou du moins la soulager.

Vivant dans un cercueil dans le ciel. Bruno Tourneur.

Ce plaisir m'a tué.
Et j'ai perdu le sens.

Zut !

J'ai eu le temps de l'écrire néanmoins, cet épilogue.

Quand je lis maintenant, cela m'est impossible de ressentir la même chose.
Sentiment que je pensais transmettre.

Comme quoi, un texte peut être compris d'une façon ou d'une autre totalement différente sans que ce soit incorrect.

Quand on vit une telle ambiguïté, ce sont des travaux pratiques de psychologie.
En effet, on voit que même si on exprime une sensation clairement, on constate qu'une autre personne ne vous comprendra peut-être jamais comme vous l'entendez.
Cette personne possède une personnalité différente de vous et ne ressent pas de la même façon.

Le sens des choses est personnel.
Et on ne pourra jamais faire comprendre quelque chose à quelqu'un s'il ne le comprend pas d'emblée en étant sur la même longueur d'onde.

On ressent ou on ne ressent pas, ça ne se commande pas.

Voici donc ce que je mettais comme épilogue.

EPILOGUE.

      Oublions tout ce que j'ai raconté jusque là. La seule chose à retenir de tout ça :

      Si je suis dans cet état constant, avec cette impression de ne pas être dans la vie, impression de ne pas exister, de ne pas être " là ", sensation de ressentir les choses " de loin "... tout en étant " là ", eh bien, tout simplement, c'est parce que j'ai été mort un instant en vrai (ou "comme mort" ...?) et que je suis mal revenu.

      Mort un instant, qui plus est, quand j'étais en train de naître.

      Comme en EMI (expérience de mort imminente).

      C'est " rigolo " une EMI, on part, on revient...

      Mais que se passe-t-il quand, pendant le petit temps où l'on est parti, où l'on n'est pas présent, où l'on n'est pas " là ", il s'accomplit le moment le plus important de sa vie, à savoir sa propre naissance...?

      Que se passe-t-il quand on " rate " ça ?

Vivant dans un cercueil dans le ciel. Bruno Tourneur.

Il se passe : moi ! : Pas " né " et quelque part dans la mort...ou un endroit qui n'est même pas la mort ! ? C'est quoi alors ?

Tout en étant adulte et vivant !

[Rajout après livre fini (après le mot FIN) jusqu'à épilogue 2 :

Cette " explication " n'est pas suffisante. Il doit manquer quelque chose.
A suivre !...

PISTES :

Une femme gentille habite le quartier de LUCIE.
Les enfants de cette femme vont dans la même école que la fille de LUCIE.
Cette voisine de quartier est assistante sociale dans une grande administration. Elle est très douce, dévouée. Une dame adorable avec tout le monde, dit LUCIE qui la croise souvent pour un " bonjour-bonsoir ".
Toujours souriante, agréable.
Cette femme a beaucoup d'amis et son mari a une bonne situation. Ils ont une très grande maison.

LUCIE est sensible et se traumatise parfois pour peu de choses.
Mais là, elle a de quoi...

Cette femme est tombée en dépression, apparemment.
Elle a assassiné ses enfants.
Coup de folie.
LUCIE m'a appris ce drame en me disant sa peur.

J'ai essayé de la rassurer. Je ne suis pas impressionné par ce genre de chose...en tout cas pas facilement.

L'atrocité ne m'effraie pas : j'en porte une en moi ?

Combien de souffrance, de bêtises a-t-il fallu au long de sa vie pour que cette femme en arrive là...?

(Problème accentué peut-être par un effet pervers de médicament psychotrope comme il arrive avec une certaine pilule du bonheur qui donne parfois un petit effet transitoire avec lequel certaines personnes se suicident).

J'ai appris à mes enfants ce drame pour leur montrer que des choses comme cela, bien que très rares, peuvent arriver.

Ils ont été étonnés.

Méchante maman disait mon plus petit.

Suite à cette histoire, la nuit, j'ai rêvé que mon fils MATHIEU était mort.

C'est le fils qui me ressemble le plus, psychologiquement. (Tout en étant normal.)

J'ai ressenti une profonde tristesse, celle qui ne s'efface pas comme disent les personnes qui ont perdu un proche...surtout si c'est un enfant.

Mon fils très bricoleur, était chez une femme dans mon rêve en train d'inventer une activité comme il le fait en vrai.

Il était sur une échelle posée sur une haie devant la propriété de la dame et il est tombé.

(Cela ne lui ressemble pas.)

    Sa chute a été mortelle.

Il me restait comme souvenir de sa vie une page sur laquelle il avait écrit trois mots de trois lettres, l'un sous l'autre, que je ne parvenais pas à déchiffrer, impossible.

Quelques mots...qu'était-il en train de faire juste avant de chuter ?

Vivant dans un cercueil dans le ciel. Bruno Tourneur.

On ne le saura jamais. Douloureux " reste ".
Cette page comme la dernière trace tangible de sa vie, de son ingéniosité.

La tristesse de ce rêve a rejoint une chose en moi : Pas très étonnant. C'est plutôt ce qu'il y a en moi qui a fait ce rêve.

Et curieusement, à mon réveil, je me sentais davantage dans mon corps. Cela a duré une heure.

Il y a bien un rapport entre la mort et moi, entre la mort et la dépersonnalisation.

J'ai perdu ma mort ?
Il faut trouver sa mort pour pouvoir vivre ?
Je dois la ressentir pour guérir.
Revenir à elle.

Je n'y arrive pas d'emblée.
Je n'y arrive pas seul.

Il me faut du " costaud " pour me souvenir.

...

Je n'avais jamais réalisé cela :
Si les césariennes n'existaient pas, moi qui suis resté coincé, je serais donc mort complètement s'il n'y avait pas eu intervention médicale humaine...?
Je devrais donc ma vie à un chirurgien ? Ma vie qui commençait.
Lui dois-je quelque chose ?
C'est gratuit ?
J'ai une vie entière gratuite ?

Je ne sais même pas qui c'est ce docteur.

N'est-ce pas lui mon " comme père " ?
...En plus mon vrai père n'était pas encore là lors de l'accouchement. Il est arrivé le lendemain de Bordeaux après avoir roulé toute la nuit, pressé et gai.

    Un lien avec ce docteur qui me sauve ma vie naissante.
    Quel lien plus important ?
    Un lien qui en donne aucun par la suite.
    Quel plus grand contraste ?

    Quel non-sens pour un humain neuf ?

    Devoir sa vie, si jeune, à quelqu'un d'inconnu : cela ne donne-t-il pas une touche " pas naturelle " à cette vie ?

    ...

    Avec mes enfants, je me suis amusé à me promener à l'endroit où mon dernier fils PAUL est né pour lui montrer le lieu.

    Dans le hall de la maternité sortait un homme en blouse blanche, d'allure relaxe et souriante. Il allait dehors...pour prendre le soleil ou pour aller voir quelqu'un. Nous croisons un bonjour.
    Je dis à mon fils Paul :

    Regarde ! C'est le monsieur qui t'a fait naître !
    (Ce pur hasard est un signe, s'il en est...)
    Il a rit de loin en s'éloignant, comme pour une simple blague.

    Un parfait étranger.
    Cela est-il normal ?

    Un chirurgien ne doit pas s'attacher à tout " ses " bébés.
    C'est sûr, il n'en sortirait pas.
    Cela ne me rappelle-t-il rien ?

Vivant dans un cercueil dans le ciel. Bruno Tourneur.

Un psy ne doit pas s'attacher.
S'il le fait : Explosion de ressenti de ma part.

Un lien si important et lourd de conséquences.
En effet : Ça " donne " la vie ou pas.
Si primordial et pourtant sans suite.
Comme s'il était moins important que le lien que l'on a avec la boulangère.
Un lien VITAL qui ne donne pas de sentiments.
Un lien VITAL avec un " inconnu ", et qui le reste :
Un peu dépersonnalisant, non ?

Orphelin ?

...

Pour se sentir humain, il faut que tous les problèmes que l'on ait put avoir, aussi graves fussent-ils, soient humanisés.

Cela a mal commencé pour moi, semble-t-il. (sourire)

...

Mon premier fils ALEX est né trois semaines avant le terme.
Ma femme faisant de la pré-éclampsie, il fallait faire une césarienne d'urgence.
La mère et l'enfant risquaient la mort certaine.

J'ai croisé, quelques jours plus tard, dans la maternité, le chirurgien avec son infirmière adjointe (aussi dans le hall...mais dans une autre ville).
J'ai " osé " les interpeller.
On croit qu'on ne doit pas déranger des personnes si importantes...
Je leur ai demandé : « Bonjour, heu...ma femme et mon fils seraient morts sans vous ? »

Ils étaient surpris et un peu gênés.
Ils m'ont répondu : « Oui » avec un sourire.
Je leur dit : « bien, merci ! »
Le docteur dit : « Mais je n'ai fait que mon travail. »

Ce " merci " : le même que celui que l'on dit à la boulangère ?
Ça fait bizarre.

Ils étaient quand même content...

QUAND MEME !!

...

Me ré-approprier ma mort de naissance.
Humaniser ma mort.
" TERRESTRISER " ma mort.
" CORPORALISER " ma mort.

...Oui à suivre.

...

« ...Rah ! » Je me " tue " à écrire ce rajout.
La mort ne veut pas que je la dévoile. Elle se défend.
Elle m'enlève et je deviens bête et stupide à ne plus rien comprendre : En arrêt.

Coquine !

Hé ! C'est à moi, tu vas me le donner, hein ?

Bon ! T'as le pouvoir pendant trois jours.
Allez, bise copine. (humour....pas terrible)

...

Vivant dans un cercueil dans le ciel. Bruno Tourneur.

Je dois mourir.
Je dois mourir...   pour ressusciter ?
Je dois mourir...   comme c'était prévu ?

Je dois mourir : Ce qui explique que les thérapies classiques vont dans le sens inverse chez moi.
En effet les thérapies développent la vie. Chez moi cela ne développe que du faux, du pervers.

Je dois mourir en vrai ? moi qui aurais dû mourir.
Hé, j'ai pas demandé à être sauvé.

Une vie sauvée...contre la " nature " ? mérite d'être vécue aussi, non ?

Que de questions qui tournent autour du pot...]

EPILOGUE 2.

Deux personnalités ou deux états :

Je suis coupé en deux par un mur de mort.
Je dois passer à travers.
Lier les deux parties.

Un esprit fœtal qui est monté au ciel...pas loin...et un corps qui a grandi.
Un corps qui a également son esprit...ou sa moitié d'esprit.

Remettre une partie dans l'autre.
Malgré les apparences, c'est simple si on fait ce qu'il faut.

Je ne deviendrais pas un homme avec une mentalité fœtale si cette réunion réussissait.
Non.
L'esprit qui est en haut n'a pas d'âge.
Il est ce qu'on est toute sa vie…et même après, semble-t-il.

Comme quand on voit défiler sa vie avant de mourir ou en EMI.

Vivant dans un cercueil dans le ciel. Bruno Tourneur.

Même lorsque l'on revit son enfance, on voit avec des yeux d'adulte.

Si je réussissais, mon esprit rassemblé aurait l'âge que j'ai : 43 ans.

Vivant, dans un cercueil dans le ciel.

Pour que je puisse descendre, et sortir, écoutez-moi !
Faites comme je dis ...?

Faites comme je dis !

AU REVOIR.

Bon bien... A part cela, tout va bien !
(sourire)

...Et tout ceci n'est peut-être que du simple petit délire, gentilles divagations...

Au plaisir.

Tiens, vite fait, un petit interlude rajouté pour le plaisir :

Une rencontre "surprise" à l'aide d'un site de rencontre.
Surprise, oui en effet car sur ce site, je n'ai choisi personne.
J'ai flashé* toutes les femmes sans réfléchir, sans prendre en compte aucun critère de choix, sans regarder les photos.
Puis j'ai laissé faire le hasard.

C'est bien ma veine.
Il faut que je tombe sur une fille prestigieuse, professeur d'anthropologie, inaccessible, sans cœur (en apparence?) et qui me fuit pour que je tombe amoureux .

Quelle misérable faiblesse. (…)

Je me laisse piégé la dedans.
Piégé dans ce "sans issue".

Remarque, moi qui me cherche et qui déjoue tout les pièges, ici, cela peut être très utile.
Ce piège-ci pourrait me permettre de m'attraper moi-même.
Piégé dans ce "sans issue": cela me ressemble bien, ça colle à mon histoire.

Je me trouve dans le "sans issue"... sans issue, comme la mort ?

Merci madame pour cette découverte ! Sourire

* Sur ce site il y a une fonction simple qui permet en un seul clic sur un icône de dire que l'on flash sur une personne qui est ainsi prévenue que l'on porte intérêt à elle.

Vivant dans un cercueil dans le ciel. Bruno Tourneur.

EMISSION TELEVISEE DE DIVERTISSEMENT.

Le samedi 13 septembre 2008 à une heure de grande écoute, sur une grande chaîne télévisée une émission était proposée par un présentateur célèbre.

Cette soirée montrait différentes situations insolites et drôles, classées par ordre de succès, arrivées à des enfants.

Dans les scènes considérées les plus drôles se trouvait le comportement de ce petit garçon : Celui-ci se laissait tomber à terre en pleurant dès qu'il voyait un de ses parents.

Lorsque le parent n'était plus dans le champ de vision de l'enfant, celui-ci s'arrêtait de pleurer et se relevait.

Le parent filmait en cachette cette situation qui se répétait dès que l'adulte réapparaissait au garçon : L'enfant voyait son parent et il tombait à chaque fois en pleurant ventre à terre.

Les parents semblaient jouer de la réaction prévisible de l'enfant.

Et cela faisait rire tout le monde de voir ce garçon se comporter ainsi, d'où le bon classement de cette scène dans l'émission.

Vivant dans un cercueil dans le ciel. Bruno Tourneur.

Il y a si peu de gens intelligents à la télévision ?

Cet enfant devait avoir environ deux ans.
Il savait marcher mais ne semblait pas posséder encore le langage.
En fait, il se servait de son corps pour exprimer son problème.
Et en retour, qu'a-t-il ? :
Un rire collectif. (International ! c'est un enfant américain.)

Une invitée de l'émission à cependant eu une réaction " normale " face à ces images.
En effet, elle n'a pas trouvé cela amusant et elle trouvait les parents sadiques.

Un adulte réagirait comme ce garçon, bien sûr cela serait risible. (Quoique...)
Mais là il s'agit d'un enfant.
Un enfant qui malgré l'apparence drôle, exprime quelque chose de sérieux.

Et je trouve qu'il faut être un peu stupide pour ériger ce genre de comportement pour faire rire dans une émission grand publique.

Cet enfant n'est pas en mesure de s'apercevoir que son comportement porte à confusion. Pourtant ce garçon est sincère. On ne triche pas encore à cet âge, contrairement aux adultes qui projettent ici leur malice.

Même si le problème de l'enfant n'est pas grave (on ne sait pas), en fait, on se moque de lui collectivement. Et je trouve cela blessant et insultant pour lui.

Vivant dans un cercueil dans le ciel. Bruno Tourneur.

T.O.C.

Le comportement des personnes atteintes du syndrome T.O.C me parle beaucoup.

Leur souffrance qui donne à la fois une personnalité fragile et dominatrice me crie d'évidence dans les oreilles.

J'entends davantage le langage de leurs rituels que le langage parlé normal.

Je comprends, je cerne leur douleur :
Elle vient d'un endroit proche d'où je suis.

Cela ne serait pas étonnant si je pouvais soigner ce genre de trouble.
En effet, je vois l'origine du problème assez facilement.

Cela a un sens clair pour moi.

...

Je pourrais également assez facilement comprendre un Jack L'éventreur, (ça ne veut pas dire excuser) trouver, sentir l'origine de l'atrocité.

LE DIEU : POINT DE VUE.

On entend parfois des personnes qui refusent de croire en Dieu car ils ne comprennent pas que celui-ci puisse laisser faire des choses horribles comme faire mourir des enfants innocents.

C'est vrai, on peut en être choqué.

Mais attendez !

Le Dieu vous a donné le cerveau, l'organe le plus complexe et le plus évolué de tout l'univers.

Il vous a donné des parents qui normalement veillent sur vous jusqu'à votre autonomie : Un parent masculin et un parent féminin, différents dans leur intelligence et complémentaires.

Des parents qui peuvent tout vous apprendre.

Ce n'est pas dû à tout le monde parmi les êtres vivants.

Il vous a crée une machine fantastique qui est votre corps.

Il a fait une nature infiniment riche et variée...qui n'est parfois pas parfaite mais bon : dans l'ensemble c'est du beau boulot, non ?!

Avec tout ça, et ce n'est pas rien à mettre en place, on pourrait presque penser que s'il vous arrive quelque chose, c'est que vous devez en faire exprès.

Le Dieu ne va pas être au-dessus de votre tête en permanence pour vous surveiller en disant par exemple :
« Non, ne prends pas cette cigarette, tu augmentes ton risque de cancer.
Ne va pas par-là, il y a des crevasses et tu peux tomber.
Ou pourquoi fais-tu construire dans une zone sismique ? ...etc. »

Le supporteriez vous ?

. . .

On est parfois ébloui par le génie humain.

Non mais attendez !

C'est normal. Il n'y a pas à être fier.

On n'a pas mis " n'importe quoi " comme cerveau !

. . .

Pour parler de façon caricaturale : C'est un peu comme la plus belle fille du monde... qu'on trouverait un peu stupide.
Pourquoi est-elle fière de son corps en s'appropriant tous les mérites pour elle ?
Ce n'est pas elle qui l'a fait son corps. (sourire)
Rendre hommage à la nature ne serait pas bête.

Pareil pour le gars le plus musclé. Il est fier de ses biceps et pectoraux. D'accord, c'est lui qui les a fait gonfler. Mais ce n'est pas lui qui les a fait !

MÉDIUMS.

Mon avis sur la médiumnité.

Une personne médium dira effectivement, sans vous connaître, la vérité sur votre passé avec des détails impossible à inventer.

Elle vous dira votre présent.

Elle pourra trouver des choses impossibles à trouver autrement que par l'intermédiaire des sciences occultes.

Elle vous prédira UN avenir qui sera parfois des plus plausibles, des plus évidents pour vous.

Vous serez touché pile poil sur votre point sensible, votre faille.

Si vous êtes méchant, du point de vu de la médium, vous serez démoli.

Cette " vérité " chez cette médium vient d'esprits.

Esprits appelés par un pendule, par les cartes ou esprits venant directement dans les rêves de la personne sans que celle-ci le demande.

Ces esprits connaissent UNE vérité.
Ou plutôt une vérité qui fait davantage vraie que la vraie.

Ces choses dites par ses esprits semblent aussi tout à fait positives, pour le bien de tous, angéliques.
Prévenir d'un malheur : Quelle meilleure intention ?

Ou aider la police à trouver un disparu : Quelle plus digne occupation ?

Mais...

Mais ces esprits viennent de la mort.
Vous remarquerez que les personnes qui sont liés avec ses esprits ne sont souvent pas heureuses, vivantes, joyeuses, épanouies en ménage.
N'écoutez pas ses esprits.
Si vous êtes confronté à de la médiumnité et que vous êtes influençable (comme moi sur ce sujet), faites comme Ulysse avec le chant des sirènes : attachez-vous au mat et bouchez-vous les oreilles.   …Bandez-vous les yeux aussi.
Si vous écoutez, ils seront plus forts, si persuasifs.
Ce qu'ils disent est davantage vrai que vrai.

Au sujet des personnes disparues, c'est choquant de dire cela mais si Dieu (et je ne suis pas particulièrement croyant) a décider de faire disparaître une personne, c'est son dessin.
N'employez que des moyens HUMAINS pour retrouver le ou la malheureuse.

C'est le sens de la vie, de Dieu. Aussi dur cela soit-il.

Si vous avez reçu une prédiction si réaliste.
Une prédiction terrible qui va vous arriver si vous ne faites pas telle ou telle chose*. Chose que vous n'avez pas envie de faire parce que cela ne vous semble pas aller dans le sens du bonheur mais que vous avez peur de cette prédiction qui vous semble si vraie, faites ceci :
Ecoutez votre vie, votre cœur.
Faites confiance à la vie.
Faites confiance à Dieu ou à la chose supérieure à laquelle vous croyez.
Les esprits de mort ne peuvent rien contre Dieu, ne peuvent rien contre la vie vivante.

…

Un psy m'a dit qu'un médium qui suivait une psychothérapie perdait souvent ses "visions".
Ce qui d'ailleurs, pouvait apporter soulagement pour la personne réceptrice. En effet, les visions montrent souvent des choses horribles et ainsi lourdes à portées.
Cela irait dans le sens de ce que je raconte.
Une thérapie TIRE vers la vie, contrairement aux visions venant d'esprits, ou venant d'un " savoir " se trouvant dans la mort.

Mon avis n'est pas forcément arrêté.
Je suis flexible.
Mais c'est curieux : sur ce sujet…et comme si c'était le seul, je suis intransigeant. Mystère.

Je ne supporte pas les esprits qui parlent ! Surprenant.

* Une prédiction terrible comme une médium (crédible) qui ne m'aime pas m'a prodigué, qui m'a fait peur, disant que j'allais perdre ma maison et qu'on allait me retirer mes enfants.

INGREDIENTS.

Je viens de prendre conscience d'un détail...
Voici les " ingrédients " nécessaires pour faire une " bonne " dépersonnalisation.
Il doit y avoir d'autres ingrédients possibles pour créer un problème similaire, mais le cocktail doit " sentir " le même piège, je présume...
Mourir un instant, alors qu'on est en train de naître.
Et le détail " qui tue ", c'est le cas de le dire, pour faire de l'humour :
ne pas s'apercevoir soi-même qu'on était en train de mourir ! (pour ma part à cause d'un endormissement dû à l'anesthésie opératoire)

Il est fréquent qu'une dépersonnalisation débute par le fait d'avoir fumé du cannabis.
Ce produit induit peut-être le même effet que l'anesthésie pour moi.
Il tue un instant sans qu'on s'en aperçoive: Piège.
Piège de la raison.

Piège car c'est un drame sans trace.

Quel plus grand drame que de mourir ?
Et quel plus grand " non-sens " que de n'en avoir aucun souvenir, une fois redevenu vivant ?

Surtout parce que ce détachement s'est passé " tranquillement !!! ", sans bruit, sans douleur, sans peur, sans prévenir, sans " RIEN ".

Ou presque même avec plaisir !

En effet, c'était une " distraction " de fumer.

Devant une telle situation, l'inconscient reste " bête ".

Il ne comprend pas.

Vivant dans un cercueil dans le ciel. Bruno Tourneur.

HYPOTHESE.

Si on croit au phénomène EMI (expérience de mort imminente), quand on meurt, on s'en aperçoit, et on s'en souvient.
On voit un tunnel, une lumière, des gens.
Et ce processus doit être utile.
C'est le cheminement normal. (?)

Une drogue (anesthésie ou cannabis par exemple) empêche d'avoir cette conscience de " départ ".
On ne s'aperçoit pas qu'on est en train de mourir.
Surtout si c'est une surprise.

Moi, fœtus, je ne pouvais pas imaginer, évidemment, que l'anesthésie que recevait ma mère pouvait comporter un risque.
(On me l'aurait indiqué à l'époque, à moi fœtus, je n'aurais peut-être jamais fait de dépersonnalisation) : comme un fumeur de cannabis n'est pas averti qu'il risque de mourir un instant.
Risque minime, bien sûr mais existant néanmoins
...peut-être.

Ne pas s'apercevoir qu'on meurt.

Si le corps meurt aussi, cette mort escamotée fait un fantôme (?)
Un fantôme, un esprit qui ne va pas au ciel...pas tout de suite ou pas sans aide (?)

Si le corps reste vivant, cette mort cachée fait une dépersonnalisation.
" Vivant-mort ".
Fantôme vivant.
Esprit décalé comme pas sur terre et pas dans le ciel, entre les deux.

Vivant dans un cercueil dans le ciel. Bruno Tourneur.

DECOUVERTE.

Détail découvert à l'instant.

Quand je sens l'odeur d'un produit toxique, mon esprit se sauve dare-dare.
Et je reste là, comme sans âme.

L'odeur, par exemple, de l'eau de Javel, de parfums de synthèse, du produit à vitre ou surtout de la laque à cheveux de ma femme.
La guerre était souvent déclarée avec ma femme à ce sujet.
En effet, je l'obligeais, le matin, quand elle mettait ce produit, à ouvrir la fenêtre et à fermer la porte de la salle de bains.

Mais, immanquablement, je sentais la particule de cette substance qui passait sous la porte, et ce, même si j'étais deux pièces plus loin.
Ce qui faisait penser à un caprice.

Si pendant cette " opération laque ", j'étais au lit, avec par exemple un désir sexuel en moi, ou des pensés intéressantes que je ressentais bien au sujet de ma vie, eh bien, l'odeur du moindre effluve balayait tout ce ressenti.

Vivant dans un cercueil dans le ciel. Bruno Tourneur.

Plus aucun sens pour le désir sexuel au point d'avoir l'impression que la sexualité fut une sensation qui n'eut jamais existé.

Assez frustrant !

Si j'avais une pensée, une idée, l'odeur me faisait perdre le fil de façon totale, comme irrémédiable, me laissant vide, creux, déshumanisé.

Si j'avais des sentiments lors de ce " comme gazage ", eh bien ils étaient effacés d'un seul coup.

Se retrouver sans sentiment soudainement est désagréable.

Ce n'est même pas l'impression d'avoir été tué. Mais la sensation d'avoir été purgé de ce qu'on est.

Laissant comme un être faux qui pense que c'est une farce.

L'âme, la sensibilité, une farce.

Pourtant j'ai vraiment l'impression que ces produits vont me tuer.

Je disais à ma femme : « Ne mets plus ta laque, ça me tue, ça m'assassine. »

Elle le faisait quand même et cette action me faisait devenir quelqu'un d'autre, moins moi.

Avec la sensation d'avoir perdu une chose importante et essentielle.

Ma théorie dirait ma partie fœtale.

Je dis souvent aussi : « Cela me bloque la tête. »

Un plaisir : acheter un bidon d'huile de vidange, mettre de la sauce, voir LAURAINE.

Tête qui ne marche plus. Paralysie d'affect.

(« bloquée au col »...)

...

Le détail dont je viens de prendre conscience :
C'est une hypothèse...presque pas.

Lors de ma naissance, je suis resté coincé au col de l'utérus de ma mère.
J'ai manqué d'oxygène, comme l'incident arrive couramment, semble-t-il.

J'ai senti que je manquais d'air une fois dans une séance d'hypnose en revivant le moment du début du travail d'accouchement juste avant de m'endormir, moi bébé.

J'ai donc cru que c'était ce blocage qui m'avait fait mourir un instant.
Je serais resté trop longtemps coincé le temps qu'une césarienne d'urgence soit effectuée.

Eh bien non ! ...ou pas seulement...

L'infirmière obstétrique hypnotiseuse que j'avais contactée et qui ne voulait pas me voir en annulant mon rendez-vous, disait qu'il arrive souvent que des enfants restent bloqués, et ce n'est pas pour cette raison qu'ils meurent...ce n'est pas pour cela qu'ils ont des problèmes plus tard.
Je suis mort un instant à cause de l'anesthésie qu'a reçue ma mère et qui est passée par le cordon.
Ce produit m'a tué sans laisser de trace.
D'autant moins de traces que ce produit les empêche justement.

Je me suis endormi tranquillement.
Je l'ai revécu en hypnose.
Et cette vision correspond à l'image idyllique qu'on me donne de ma naissance.

J'ai été pris du ventre, je dormais " comme un bébé ", bien sûr.

Puisque j'étais " tout neuf " et sans problème, mon esprit est revenu tout de suite dans mon corps, et est resté toute mon enfance.

Mais à 19 ans, il n'a pas résisté à un problème affectif.

(Mon esprit était peut-être tenu par le lien affectif avec ma mère. Quand on devient adulte, en allant vers une autre femme, une relation amoureuse qui rate, ce lien se coupe. J'étais normal, mais comme en sursis...un lien provisoire, de survie)

Quelqu'un avec un problème, qui fume du cannabis *, ce produit le tue un instant et son esprit ne revient pas.

Il ne se remet pas à cause des soucis de la personne. L'esprit n'a pas envie de revenir.

Il reste en haut, tout proche, à portée, mais il n'est pas dans soi.

Tellement proche qu'on peut s'en servir comme s'il était dans nous... comme si !

Tellement proche que l'absence de cet esprit pas bien " là " ne se remarque pas de l'extérieur.

Toutes les personnes dépersonnalisées emploient beaucoup de : " comme si ".

L'impression de regarder la vie comme à travers une vitre, ou derrière un voile invisible est omniprésent dans les dépersonnalisations.

L'esprit de la personne est comme " derrière " ou " à côté " et pas dedans.

* Une personne ayant une prédisposition "physique" (?)

La personne n'a peut-être même pas besoin d'avoir des soucis pour tomber dépersonnalisée. Les problèmes ne doivent pas aider, bien sûr.

En effet, mourir un instant est un problème suffisant.
Suffisant pour décrocher l'esprit.

N'est-ce pas évident ?

Je n'ai jamais fumé de cannabis.
Toutes les personnes dépersonnalisées de façon chronique que l'on voit sur Internet, six fois sur dix, c'est le cannabis qui les a mises dans cet état.

Le cannabis et l'anesthésie, que j'ai reçue à la naissance, créent le même symptôme de dépersonnalisation.
Cette correspondance semble être un fait.

Peut-être que derrière chaque dépersonnalisation chronique, une mort " ponctuelle " insoupçonnée se cache, avec le fait important que cette mort d'un instant n'ait été* reconnue à cause d'un produit masquant.

...

Quelle coïncidence...
L'anesthésie m'a tué à la naissance, si on peut dire.
A 40 ans, quand je prends ma vie en main, que je décide de « faire » quelque chose enfin: mon cabinet. Comme pour exister en quelque sorte, me réaliser.
Que je trouve l'amour comme on trouve une vie, je suis rasé, anéanti par un produit anesthésiant.

* N'ait été : Moi, je marquais : « n'eut été reconnue. »
Je ne sais pas si ma formule était correcte grammaticalement.
Je ne pouvais me résoudre à faire cette correction.
En effet, la conjugaison du verbe avoir : « n'ait été reconnue» indique que le sujet dont je parle n'a pas été reconnu lorsqu'il s'est produit et ne l'a pas été par la suite non plus.
Il y a un début et un prolongement…pas forcément long.
Pour ce que je veux décrire, le sujet dont je parle n'a pas été reconnu à un instant « T » et seulement à cet instant « …précis… ». Bien que ce terme de « précis » ne va pas du tout.
En effet, c'est un instant où justement il n'y a plus de « temps » : plus de temps de conjugaison et plus de temps chronologique.
Aussi, mettre « instant T » n'a ici pas de sens non plus.
Il n'y a pas de temps dans la mort.
N'eut été…
Nues t'étais…
Nues t'a été…   et pas né t'étais.

Vivant dans un cercueil dans le ciel. Bruno Tourneur.

POUR GUERIR UNE DÉPERSONNALISATION.

Le discours suivant n'engage que moi.

Pour guérir une dépersonnalisation, c'est " facile " (...c'est le mot qui me vient).

En effet, il suffit de bien voir où se trouve l'esprit de la personne atteinte.
Cet esprit qui n'est pas tout à fait dans la tête du sujet.

Déjà, si cet esprit voit qu'on le voit, s'il constate que sa cachette est démasquée, il sera touché.
Lui qui n'est pas beaucoup touché par la réalité, de par l'endroit où il est.

Ensuite, cet esprit qu'on a touché, l'envie de redescendre, de se remettre à sa place dans la vie doit lui être donnée.

Ceci se fait parfois en donnant beaucoup d'intelligence, d'amour, d'affection, d'attention extrême au plus proche de cet esprit.

Vivant dans un cercueil dans le ciel. Bruno Tourneur.

On doit comprendre pourquoi il s'est décroché.
Des raisons particulières sont nécessaires pour qu'un esprit se délie.
Il a eu mal ou il n'a pas été content.

Un esprit pas content : Ça c'est grave !
Oui ! Sérieusement.

(sourire)

Cet esprit est rusé et peureux, il ne sortira pas de sa cachette comme ça.
Mais ses ruses sont faciles à déjouer quand on voit ce qu'il est.

Il se sent rassuré de constater qu'on le comprend bien.
Ses ruses se désarment.

Cet esprit conforté, compris, vient au bout d'un moment.
Et la personne redevient normale.

…

J'adore faire cela pour les autres.

…Ou c'est un devoir (?)

Ou mieux, simplement un travail.

FIN

ANNEXE
DESSINS et site de l'ARTICAÏNE

DESSINS AU CRAYON BILLE

J'ai retrouvé des dessins de ma jeunesse. Ils ont été exécutés vers l'âge de 17 ans, avant de « tomber fou » comme je dis . A l'époque j'ignorais la psychologie et j'étais à cent lieux de penser que j'avais un problème de mort ou de naissance.
Ces dessins sont réalisés avec de simples crayons bille.
Je tenais à cette simplicité réduite au minimum. Oui.

Un dessin en particulier attire mon attention, vingt ans plus tard : c'est le dessin Œil et poisson.
En fait je remarque que l'œil ressemble à une vulve de femme.
Un poisson vit dans l'eau comme un fœtus. Ce poisson est transpercé donc mourant.

Sans le savoir, je dessinais ma naissance.

Vivant dans un cercueil dans le ciel. Bruno Tourneur.

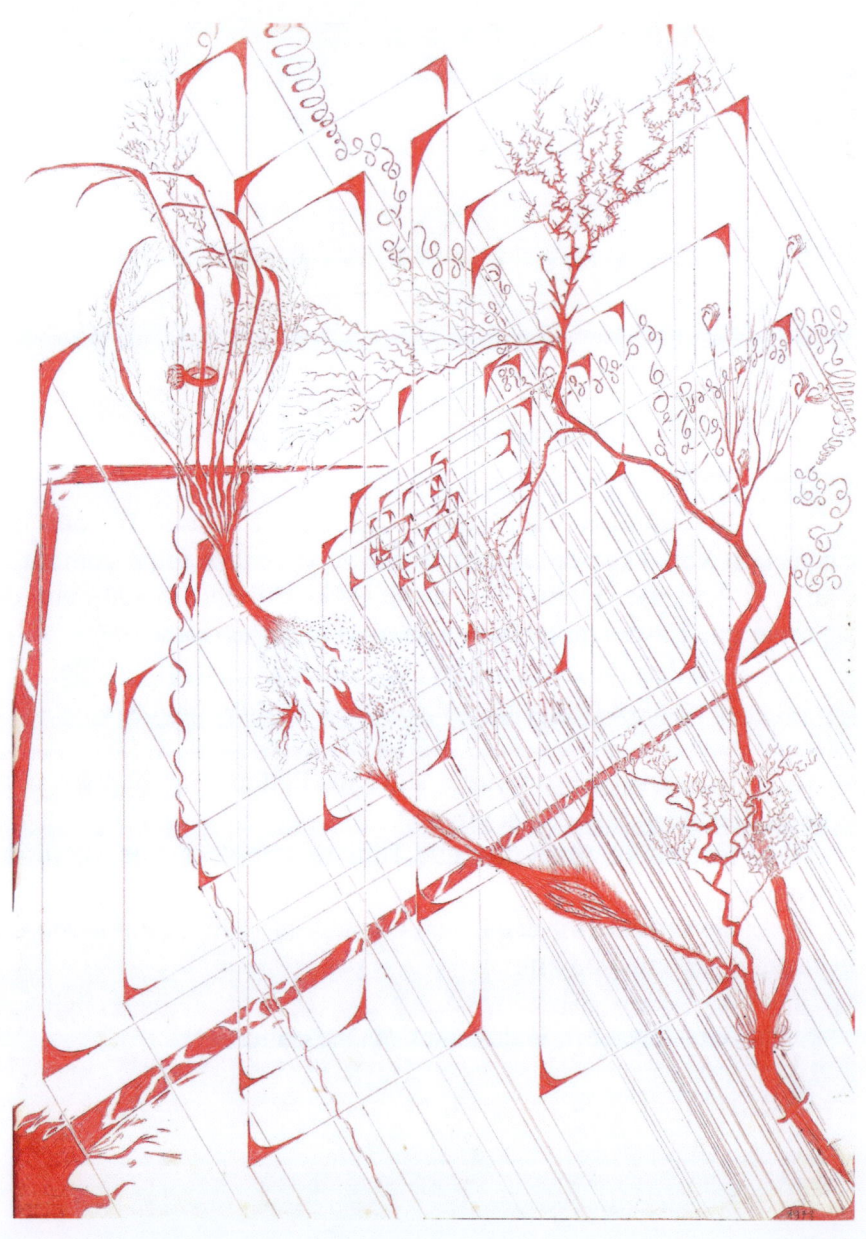

Main.

Vivant dans un cercueil dans le ciel. Bruno Tourneur.

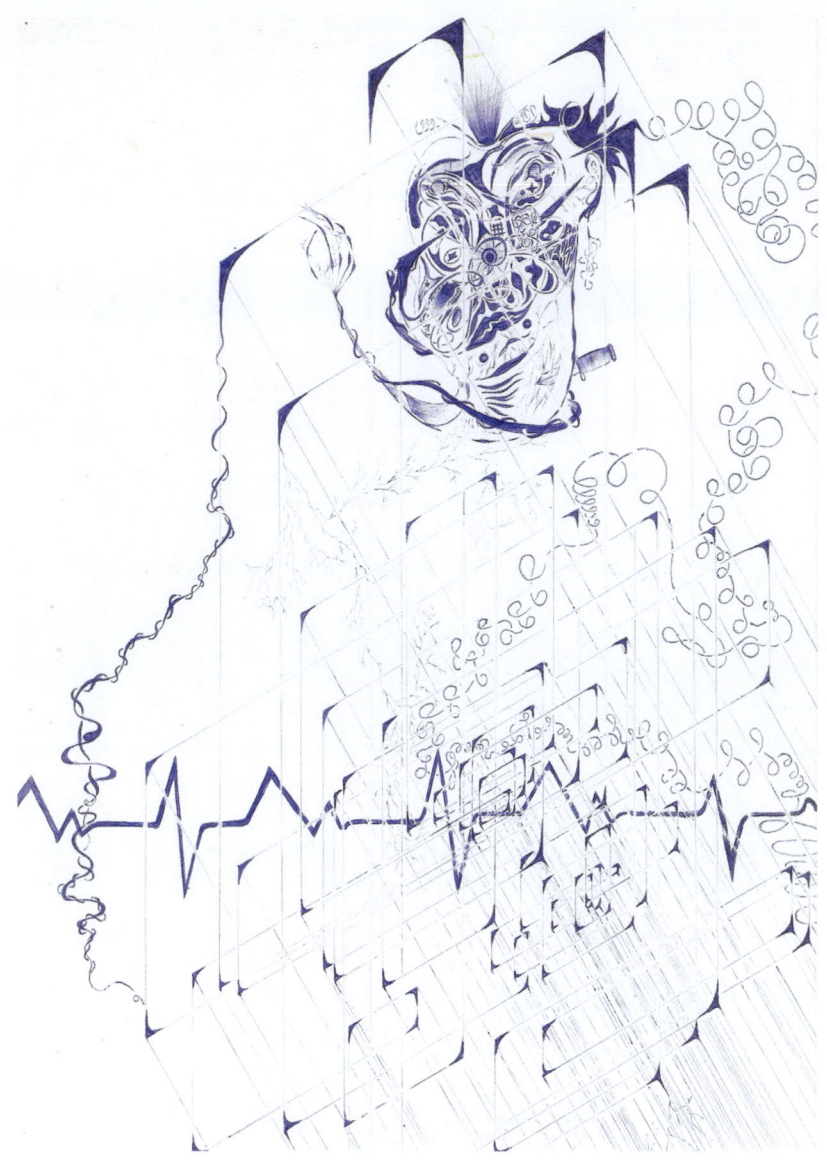

Tête. L'électrocardiogramme s'affaiblit.
A l'époque, je n'avais aucun soupçon de mort dans ma vie.

Vivant dans un cercueil dans le ciel. Bruno Tourneur.

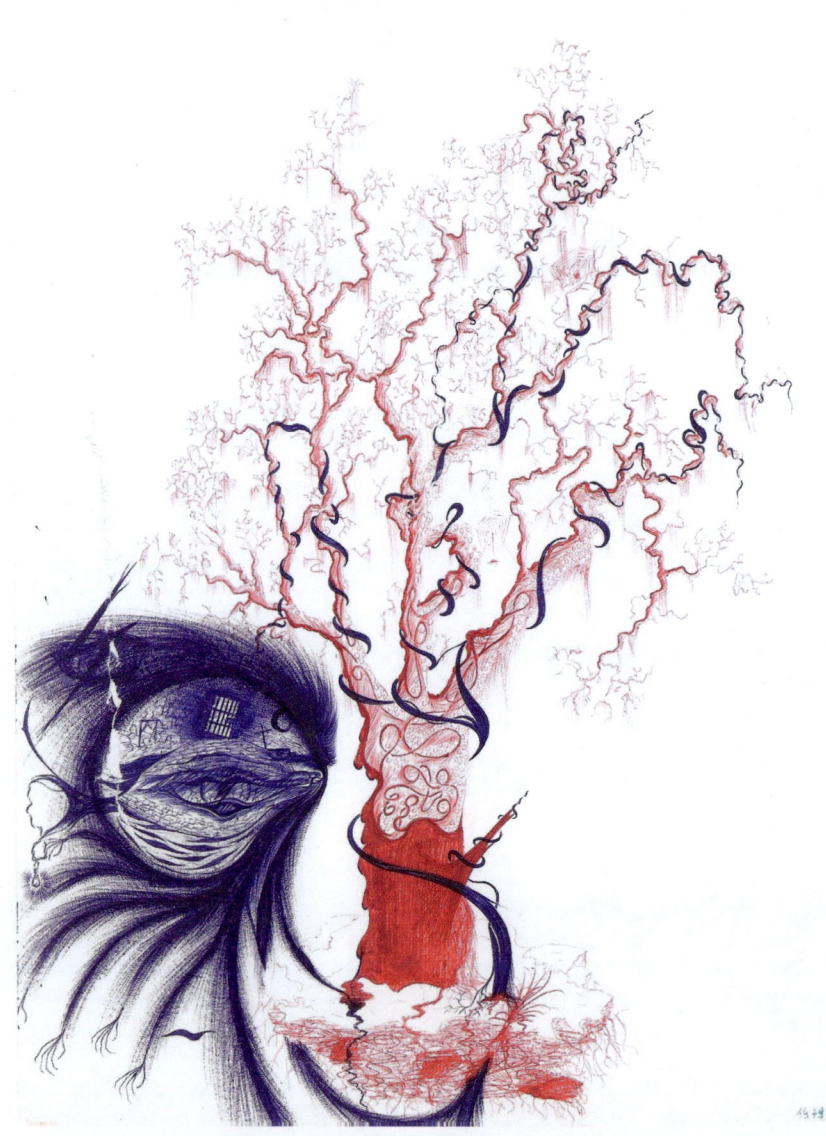

Arbre à sang.
Arbre de vie arraché par la mort ? Et mené vers le haut .

Vivant dans un cercueil dans le ciel. Bruno Tourneur.

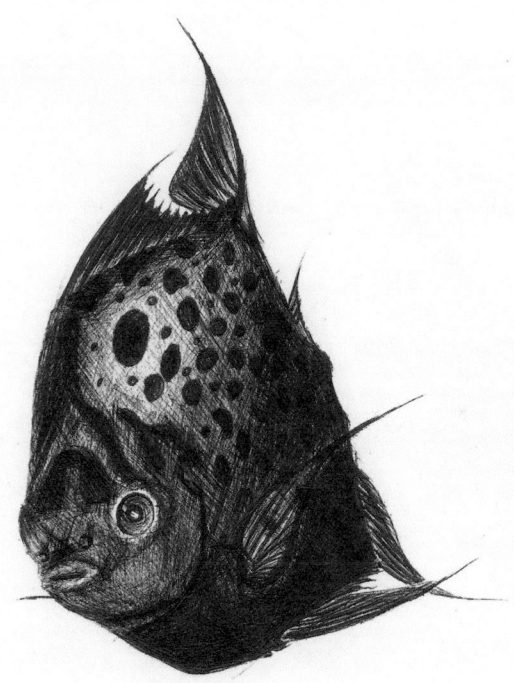

Poisson noir.

Vivant dans un cercueil dans le ciel. Bruno Tourneur.

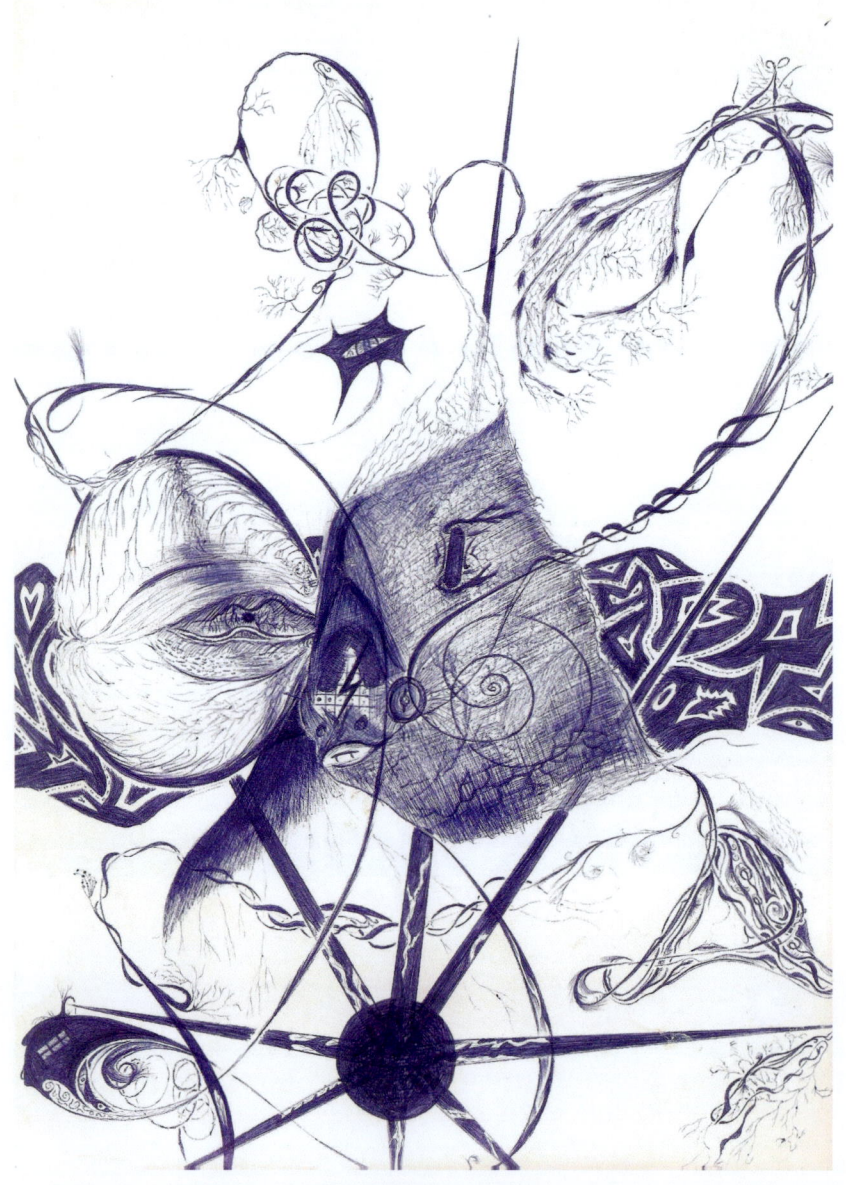

Œil et poisson. A droite, vers le bas, se trouve un « A » : à l'époque, vers 16 ans, j'aimais une fille qui s'appelait Anne. (Nous ne sommes pas sortis ensemble)

Vivant dans un cercueil dans le ciel. Bruno Tourneur.

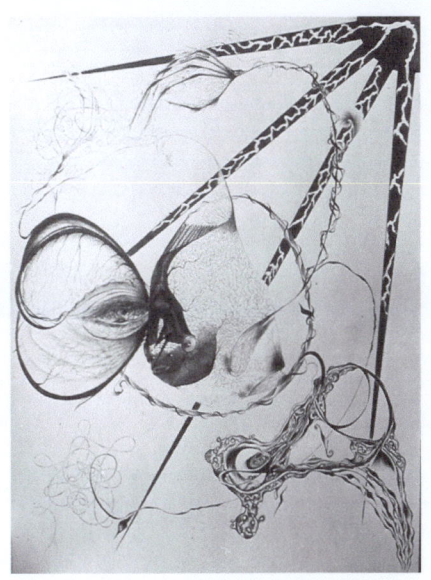 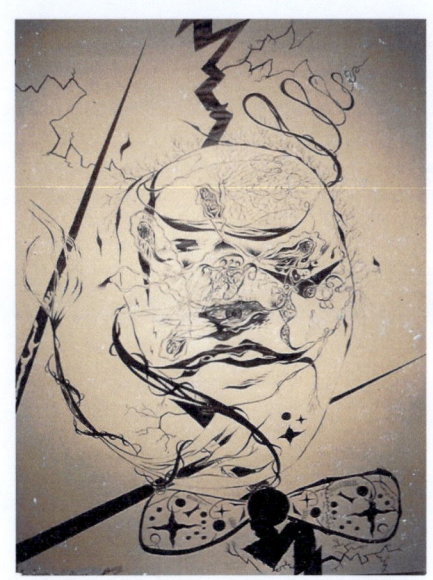

   -1 Œil et poisson (deuxième version).
     Au crayon bille bleu. Il ne reste qu'une photo de ce dessin. Un copain d'usine à mon père voulait que je lui fasse un dessin. Vendu à l'époque 50 francs. Dessin probablement disparu. Détail remarqué à l'instant : Le poisson n'est plus transpercé. L'intérêt de cet homme épargnerait-elle la vie de ce "poisson"? (sourire)
Le «A» de la fille que j'aimais en bas (qui prend de l'importance), la main désincarnée de la mort en haut…(ou ma mains ?) Cette fille, son amour peut-il me protéger de la mort ? Le « A » semble se déverser, fuir. …c'est pas gagné.(sourire). Ce « A » à une bouche en son milieu…pour embrasser. Piquants…couteau sur un autre dessin… : scalpel qui à ouvert le ventre de ma mère ? …Ou poison qui tue ? Ma mère n'a pas eu de masque anesthésique mais une piqûre...

   -2 Tête de clown. Clown qui pleure.
Il ne reste qu'une photo. Dessin disparu.

Vivant dans un cercueil dans le ciel. Bruno Tourneur.

Pour décoder un petit peu mes dessins, il faut savoir que je dessine les âmes comme ceci :

Vivant dans un cercueil dans le ciel. Bruno Tourneur.

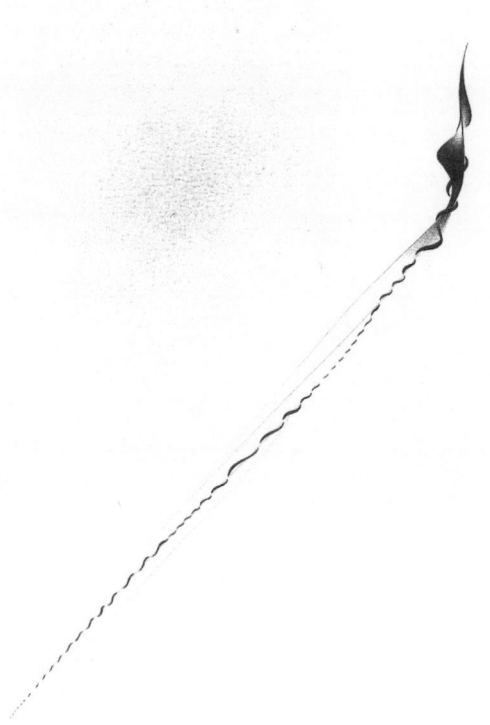

Ame souffrante (époque de l'irlandaise). Le rouge représente la souffrance (la tache rouge au crayon de couleur à gauche de la figure n'apparaît pas forcement sur l'édition).
Interprétation à l'instant :On sent (…enfin moi je le sens) que cette âme part, s'en va…avec son " cordon " qui " traîne "…

Vivant dans un cercueil dans le ciel. Bruno Tourneur.

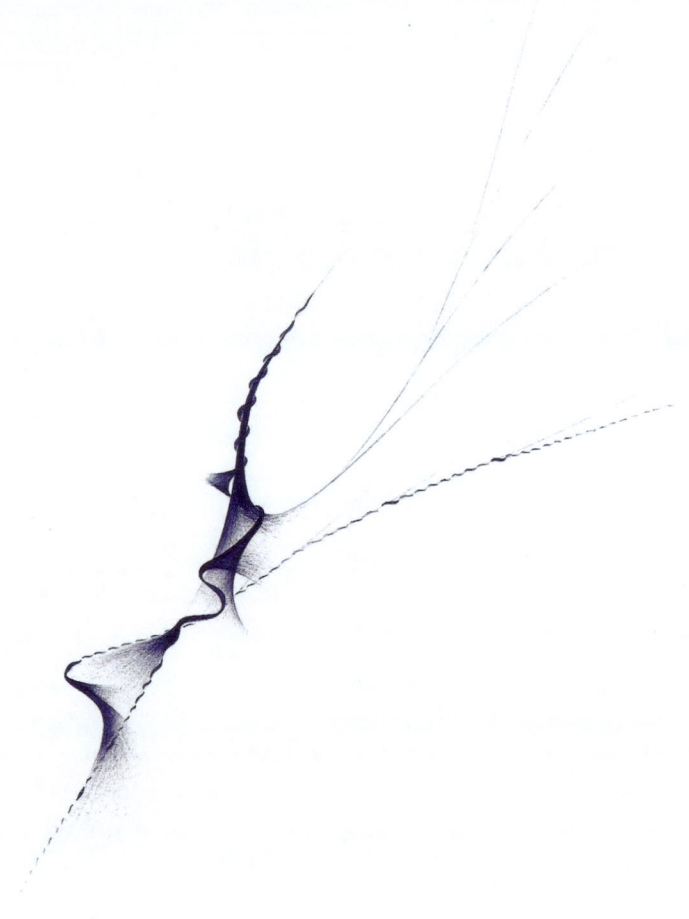

Ame éclatée.   Tais-toi ! (époque de l'irlandaise).

Vivant dans un cercueil dans le ciel. Bruno Tourneur.

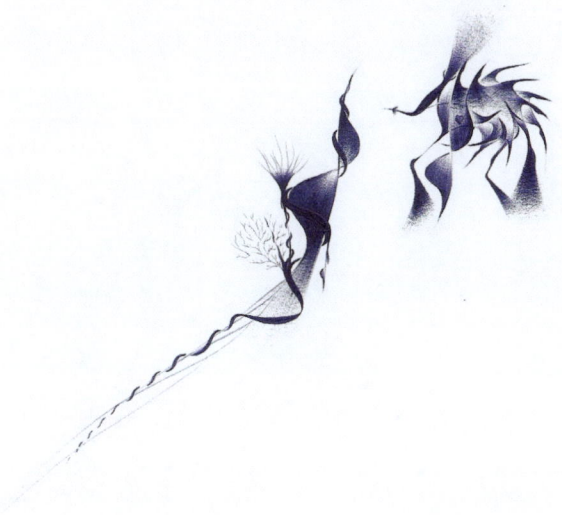

Parade nuptiale (époque de l'irlandaise).

Vivant dans un cercueil dans le ciel. Bruno Tourneur.

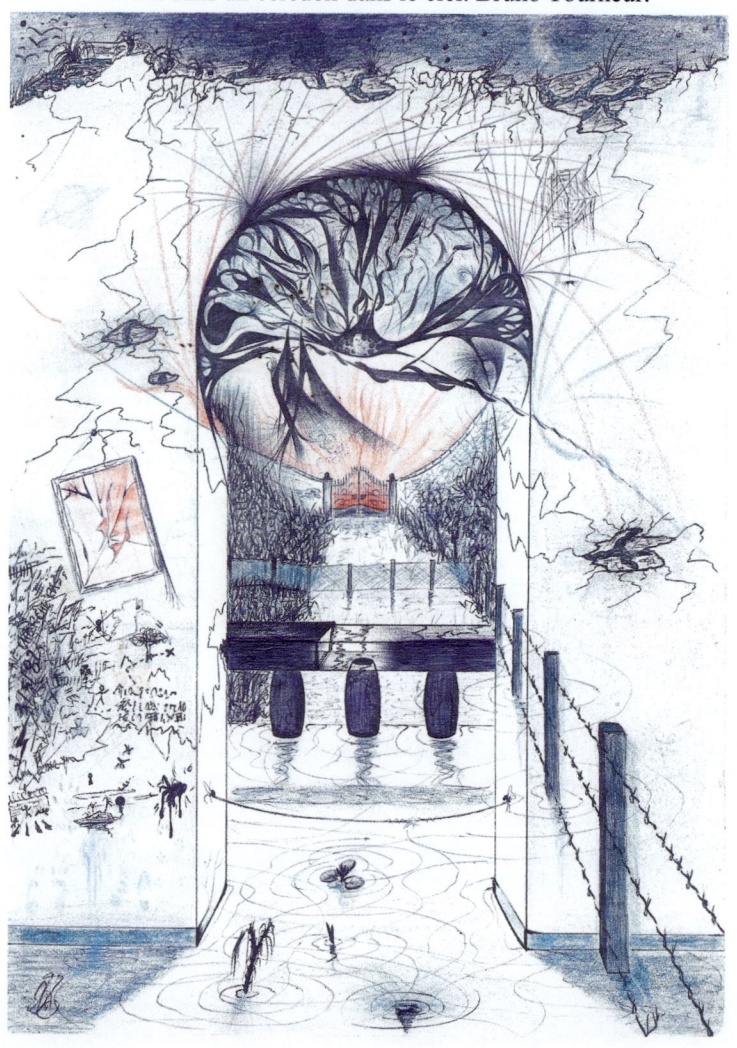

Porte. Il y a un fœtus au milieu du rond en haut…et de l'eau par terre. C'est sûrement avant que je tombe fou, avant l'âge de 19 ans.
Au fond, en rouge, c'est le paradis…(à moins que ce ne soit l'enfer ? sourire) Je veux y aller…Je suis en prison, là, où je suis. Mais il y a plusieurs barrières devant : une ficelle, une balustrade, une clôture qui se moque de la perpective réelle et enfin un portail. Difficile ! Mais la ficelle commence à s'effilocher…et la balustrade en pierre devient « translucide ». Il y a de l'espoir ! (sourire)

Vivant dans un cercueil dans le ciel. Bruno Tourneur.

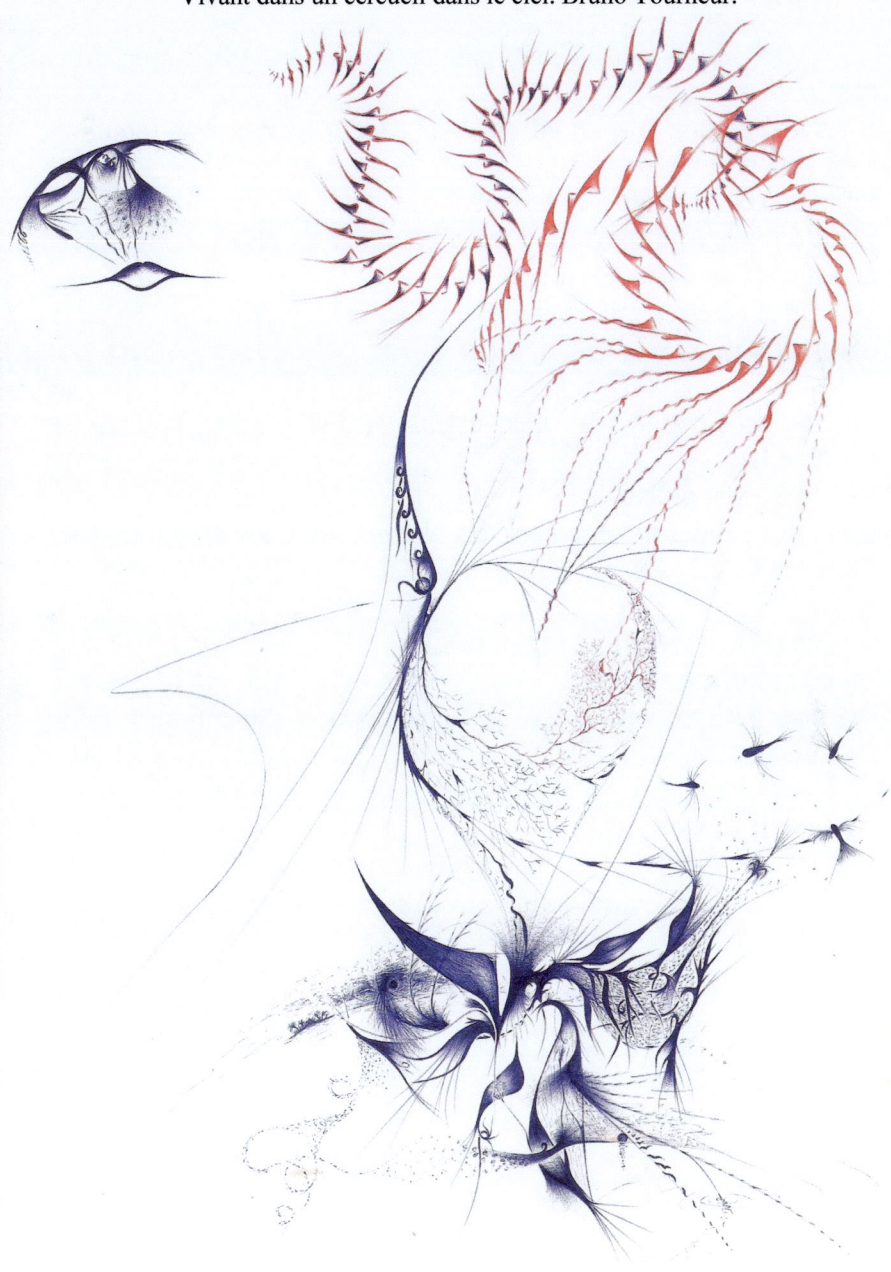

Inachevé.

Vivant dans un cercueil dans le ciel. Bruno Tourneur.

Je prends conscience maintenant de la signification de ce dessin.
Il y a une grande âme au milieu de la page. Une âme non remplie.
Non encore remplie.
Il y a un cœur accolé à cette âme.
Plein d'âmes à la queue leu-leu alimentent en pluie ce cœur avec du sang ou du « produit d'âme ».
Des âmes célestes qui se déplacent à suivre, comme une chaîne de construction.

En bas, est dessiné une fleur, organe sexuel végétal, butinée par des abeilles.
Elle lâche son pollen.
Deux des pétales représentent des oiseaux, un mâle et une femelle.
Entre les deux, passe un liquide séminale.

Une âme qui se rempli…se construit.
Un cœur qui est alimenté.
Avec ce petit couché de soleil, deux oiseaux romantiques qui se fécondent.

Ça raconte une conception.

Vivant dans un cercueil dans le ciel. Bruno Tourneur.

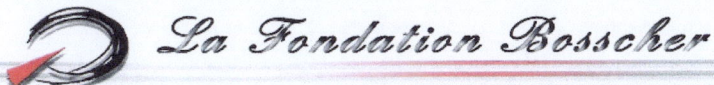

FONDATION POUR LES VICTIMES D'ANESTHÉSIQUES LOCAUX...

Bienvenue sur le site de la Fondation Bosscher

La Fondation Bosscher veut promouvoir la recherche scientifique concernant les problèmes de santé attribuables à l'utilisation d'anesthésiques locaux. La Fondation Bosscher étudie tout particulièrement l'anesthésique hydrochlorure d'articaïne, principe actif de :

- Ultracaine™   disponible aux Pays-Bas, en Belgique, en Allemagne et dans de nombreux autres pays
- Septanest™   disponible au Canada, en France, en Espagne et dans de nombreux autres pays
- Citocain™   disponible en Italie, en France, en Russie, en Pologne et en Inde
- Primacaine™   disponible aux Etats-Unis, dans les pays scandinaves et en Russie
- Septocaine™   disponible aux USA et Scandinavie
- Ubistesine™   disponible en Allemagne, aux Pays-Bas, en Belgique et dans de nombreux pays
- Alphacaine™   disponible en France

La Fondation Bosscher étudie la responsabilité de l'articaïne dans la survenue d'effets secondaires. Si vous constatez dans les mois suivants des soins dentaires l'un ou l'autre des effets délétères ci-dessous, nous vous recommandons d'examiner de façon extensive le contenu de ce site :

- Fatigabilité et sensation de fatigue générale et de lassitude
- Troubles physiques sans cause apparente
- Tremblements ou spasmes
- Picotement et fourmillement prolongé des doigts et orteils
- Défaillance musculaire dans les bras ou les jambes
- Réactions allergiques d'intolérance alimentaire
- Bronchite asthmatiforme
- Cancer du sein, de la prostate ou des reins

Souffrez-vous de l'un ou l'autre de ces problèmes ? Il se peut qu'il(s) soit la conséquence de l'utilisation de l'anesthésique local articaïne.

Vous pouvez nous joindre par mail et nous communiquer vos questions et vos remarques à l'adresse info@bosscherstichting.org (de préférence en anglais).

Avertissement
Le but de ce site est d'informer le public et/ou les patients sur l'utilisation des anesthésiques locaux. En tant que tel, ce site offre une présentation globale à l'intention de ceux qui désirent en savoir davantage sur les anesthésiques locaux et leur utilisation, et en particulier sur les produits contenant de l'hydrochlorure d'articaïne.

Attention
L'information donnée sur ce site n'est pas destinée à remplacer les

http://www.bosscherstichting.org/Summaries/fr_summary.htm   18/09/2007 conseils de votre médecin traitant, dentiste, chirurgien dentaire, ou anesthésiste. Nous vous prions de consulter votre praticien en cas de doute, et de suivre ses conseils.

===

Sommaire

1. **Conseils d'utilisation du site**
2. **Expertise**
3. **Le problème posé par l'articaïne** (information destinée aux patients)
4. **Avantages et inconvénients de l'articaïne**
5. **Avertissement au lecteur**

===

1. Conseils d'utilisation du site

Ce site comprend les sections énoncées ci dessus. Les termes décrits dans le glossaire sont affichés en bleu et soulignés. En cliquant sur ces termes vous obtiendrez leur définition et leur description. Pour revenir au texte, cliquez sur l'instruction en fin de définition "Cliquez ici pour retour".

Si vous voulez en savoir plus après avoir lu cette version française mais abrégée du site, reportez vous à la version anglaise, plus exhaustive, en particulier quant à la dégradation (métabolisation) de l'articaïne ainsi qu'au sujet des substances qui résultent de ce processus : voir la partie The articaïne problem (for professionals).

Par convention, nous avons choisi d'utiliser le terme articaïne au lieu des noms des spécialités qui en contiennent en tant que produit anesthésique actif.

===

2. Expertise

Ce site a été conçu et réalisé à l'initiative du groupe de recherche médical Fondation Bosscher s.l.a.

Les rédacteurs en chef sont:
• Marianne Govers, dentiste, présidente
• Dick van Vlaardingen, secrétaire
• Kees Jaap Hoevers, dentiste et expert dentaire pour la Fondation

A la demande de la Fondation Bosscher le département Science de la Médecine à la Faculté de Pharmacie de l'Université d'Utrecht a conduit des recherches sur les effets indésirables insoupçonnés de l'articaïne. Les résultats ont été publiés sous les références suivantes:

Articaïne, een literatuuronderzoek naar de ongewenste effecten.
L'Articaïne, revue de synthèse des effets indésirables. (non disponible en langue anglaise)

Le département Science de la Médecine au Centre Universitaire de la Pharmacie de l'Université de Groningen a collaboré à des recherches publiées sous le titre:

Articane, een briefwisseling, Najaar 2000
L'Articaïne, Echange de Correspondance, Automne 2000 (non disponible

http://www.bosscherstichting.org/Summaries/fr_summary.htm   18/09/2007

en langue anglaise)

Malheureusement, l'Université de Groningen refuse actuellement de diffuser les résultats de ces recherches. En outre, à l'initiative de la Fondation Bosscher, une recherche sur l'impact épidémiologique de l'articaïne a fait l'objet d'une thèse non encore publiée sous sa forme définitive, et dont la version préliminaire s'intitule:

Articaïne, maart-october 2001
L'Articaïne, mars à octobre 2001 (non disponible en langue anglaise)

Nous remercions chaleureusement ces deux départements de Science de la Médecine pour l'indépendance et la qualité de leurs recherches ainsi que pour les nombreuses informations qu'ils nous ont communiquées lors de multiples contacts. Celles-ci nous ont été un soutien majeur lors de la réalisation de ce site.

Le projet Articaïne est mené sous la supervision juridique de:

- De Voort Hermès De Bont, Avocats et Médiateurs, Tilbourg

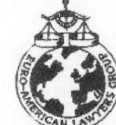

DE VOORT HERMES DE BONT
ADVOCATEN & MEDIATORS

==

3. Le problème posé par l'articaïne (information destinée aux patients)

Au début des années 90, Marthe Bosscher put constater qu'un nombre relativement important de patients de son cabinet de naturopathie souffraient de problèmes de santé en relation avec des amalgames dentaires. Ce qui était aisément mis en évidence en utilisant l'appareil de mesure de Voll, basé sur l'électro-acupuncture (EAV). Dès que ce diagnostic était établi, les patients se voyaient recommander de contacter leur dentiste afin de procéder au remplacement de leurs amalgames par des matériaux moins toxiques. Dans un même temps un protocole de désintoxication homéopathique était mis en oeuvre. Le remplacement des amalgames avait pour but de mettre fin à un empoisonnement à long terme de l'organisme, et le drainage homéopathique était destiné à accélérer l'élimination des produits déjà diffusés dans le corps par ces amalgames. Cette double approche a longtemps donné pleine satisfaction et permis de traiter avec succès les patients qui souffraient de problèmes induits par les amalgames. Mais à partir de 1994, les résultats ont commencé à être moins probants.

Certains patients préalablement considérés comme guéris sont de nouveau tombés malades, des semaines et parfois des mois plus tard, et leurs symptômes se sont aggravés. Ils présentaient de la fatigabilité, des intolérances alimentaires et des allergies, ainsi qu'une sensation de fatigue générale. Auxquels s'ajoutaient parfois de la diarrhée, des crampes musculaires, et/ou des picotements et fourmillements des doigts et orteils.

Le diagnostic par EAV ne donna pas la raison de ce phénomène. Non seulement les patients revenaient-ils avec une large gamme de

Vivant dans un cercueil dans le ciel. Bruno Tourneur.

symptômes, mais en outre ceux-ci ne se résolvaient-ils pas avec les traitements homéopathiques classiques. De la même manière l'extraction des amalgames semblait-elle moins efficace qu'auparavant. Quelques patients furent encore plus indisposés après l'intervention de leur dentiste.

Face à ces événements, Marthe Bosscher entreprit des recherches afin de déterminer les causes de la mise en échec d'un traitement ayant pourtant montré son efficacité pendant plusieurs années. Comme elle n'avait modifié en aucune manière ni sa propre méthode de traitement ni ses remèdes, elle entreprit d'examiner les produits utilisés par le dentiste ou le chirurgien dentaire.

En avril-mai 1995, il fut clairement établi que les patients qui récidivaient avec des symptômes graves avaient tous été anesthésiés par des produits à base d'articaïne. En revanche, les patients traités avec d'autres produits tels que la Xylocaine™, le Citanest™ et le Scandonest™, n'avaient présenté aucun problème suite à ces traitements et s'étaient rétablis mieux que ceux traités avec l'Articaïne.

Les problèmes de santé présentés par les patients ayant reçu de l'Articaïne étaient principalement de deux ordres :

Neurologiques. Dysfonctionnements du système nerveux central - de type Parkinson, Sclérose Latérale Amyotrophique (maladie de Charcot) et Sclérose en Plaques (S.E.P.), défaillances musculaires, paresthésies des extrémités (picotements et fourmillements des doigts et orteils).

Cancéreux. Principalement des cancers du sein, de la prostate, ou du rein. Dans certains cas, le cancer du sein est apparu de façon frappante cinq à sept mois après le traitement dentaire : non seulement les tumeurs apparaissaient-elles du jour au lendemain, mais leur croissance était par la suite très rapide. De plus ces cas étaient-ils souvent rapidement résistants aux thérapeutiques.

A notre avis l'origine de ces deux types d'atteintes se trouve dans l'emploi de l'articaïne chez des patients porteurs d'un déficit en butyrylcholinestérase (anciennement dénommée pseudocholinestérase ou cholinestérase sérique). Les précautions d'emploi de la notice de l'Ultracaine™ sont très claires :

"L'Ultracaine ne devrait pas être administrée aux patients présentant un déficit en cholinestérase, sauf prescription particulière impérative, du fait d'un effet prolongé de l'Ultracaine chez ces patients, et dans certains cas d'un effet extrêmement puissant".

Il faut souligner que toutes les notices des produits contenant de l'articaïne ne mentionnent malheureusement pas cet avertissement (à titre d'exemple Septanest™ et Septocaine™, de la firme Septodont, ne présentent pas cet avertissement). En outre, le praticien ignore si son patient présente ce déficit enzymatique, qui peut être mis en évidence par une analyse de sang. Malheureusement les dentistes et médecins généralistes et spécialistes ne la demandent que rarement. Ce n'est qu'exceptionnellement qu'un anesthésiste prescrit cet examen, hormis lorsqu'il utilise certains relaxants musculaires comme la succinylcholine.

La cinétique standard de l'articaïne est la transformation en acide articaïnique en présence de l'enzyme sérique butyrylcholinestérase, puis la dégradation dans le foie, et l'élimination par les reins. Lorsque l'articaïne est administrée à des patients qui produisent peu ou pas de cette enzyme, l'organisme met en place des stratégies de remplacement, pour éliminer cette substance qui est mutagène.

Des recherches portent sur ces mécanismes. On suppose que lors d'une déficience des enzymes plasmatiques, les enzymes hépatiques prennent le relais. Lors de ce processus, il est fort probable que l'articaïne soit dégradée en nitrohydroxylamine. Si l'organisme ne peut pas s'accomoder de ce produit, le risque de cancer apparaît.

Quelle est la fréquence de cette carence enzymatique ? Selon les publications médicales, 4% de la population européenne présenterait cette carence génétique. Non seulement ces personnes devraient-elles éviter l'articaïne, mais cette précaution devrait-elle être également étendue à toutes les personnes qui sont en contact avec des produits toxiques pour le foie, tels que :

- **Les peintres** à cause des solvants contenus dans de nombreuses peintures
- **Les menuisiers** à cause des solvants des colles
- **Les agriculteurs et horticulteurs** du fait des composés organophosphorés et des phosphates organiques
- **Les éleveurs** du fait des phosphates organiques (utilisés par exemple dans les pédiluves des moutons)
- **Les toxicomanes** du fait de leur consommation d'alcool et de drogues

En outre, il est fortement recommandé à toute personne exposée aux métaux lourds tels que le cadmium, le plomb et/ou le mercure (amalgames dentaires métalliques) d'être très prudent avec l'articaïne, car elle encoure également un risque de dommages hépatiques.

==

4. Avantages et inconvénients de l'articaïne

Avantages
La spécificité des produits à base d'articaïne est un délai d'action court et une bonne pénétration osseuse. Certes cette dernière propriété n'a-t-elle pas été démontrée scientifiquement, mais elle est en concordance avec l'expérience clinique des praticiens qui utilisent ces produits. Il n'est plus nécessaire de faire patienter le client dans l'attente de l'effet anesthésiant, et il semblerait également que l'analgésie soit de meilleure qualité lors des soins. C'est pourquoi les dentistes et les chirurgiens dentistes ont de plus en plus recours aux spécialités à base d'articaïne.

Inconvénients
L'articaïne dépend, pour sa métabolisation, des enzymes du groupe cholinestérase, et en particulier de la butyrylcholinestérase (BuChe), aussi appelée pseudocholinestérase ou cholinestérase sérique. Lorsque ces enzymes sont en quantité insuffisante ou peu fonctionnelles, l'articaïne n'est pas catabolisée comme elle devrait l'être, et l'organisme est contraint de recourir à voies métaboliques autres pour éliminer ces produits. Ces processus de remplacement génèrent des sous-produits toxiques qui peuvent entraîner des paralysies et/ou une atteinte cérébrale. Dans certains cas, ces sous-produits lèsent l'ADN et l'ARN, et peuvent déclencher un processus cancéreux. Selon notre expérience, ces cancers induits par l'articaïne sont particulièrement agressifs et souvent résistants aux thérapeutiques. Même lorsqu'ils répondent à ces traitements dans un premier temps, il y a rechute car l'articaïne accumulée dans les tissus, dans les graisses et au niveau cérébral, est relarguée continuellement dans l'organisme. Si le système immunitaire a été fragilisé par l'utilisation d'autres médicaments, par le stress ou une mauvaise hygiène de vie, le cancer peut récidiver à cause du relarguage d'articaïne peu ou mal métabolisée.

Les dernières données cliniques indiqueraient une possible altération du métabolisme des acides gras par l'articaïne. Les informations mises à disposition sur ce site seront actualisées et complétées à mesure de la disponibilité d'éléments nouveaux sur les effets secondaires insoupçonnés de ces produits.

===

5. Avertissement au Lecteur

Ce site a été conçu avec le plus grand soin. Chaque fois que possible, les données ont été validées par des experts dans les domaines concernés. Toutes ces informations et hypothèses ont été établies sur la base des études et des expériences les plus récentes à disposition lors de la rédaction.

Le contenu de ce site est fondé sur des données scientifiques et expérimentales, et doit être jugé comme tel (voir avertissement). L'utilisation de ces informations est à vos risques et périls, et sous votre propre responsabilité. La Fondation Bosscher ne peut en aucune façon être tenue responsable de l'utilisation de ces informations.

Ce site a été conçu en Néerlandais, et vous en lisez une traduction. La Fondation Bosscher ne peut être tenue responsable d'éventuelles erreurs et/ou omissions de cette traduction.

Merci de nous signaler toute erreur ou imprécision possible. Vous pouvez nous contacter (en néerlandais ou en anglais) par téléphone au numéro +31 (0)181 404050 ou par e-mail à l'adresse redactie@bosscherstichting.org

===

Glossaire:

Anesthésique Local: Les anesthésiques locaux sont souvent administrés par les médecins généralistes, les dentistes, les chirurgiens dentistes et les dermatologues pour des interventions courantes. Les anesthésistes les emploient également lors d'anesthésies loco-régionales (par exemple épidurale) lors d'interventions telles que les césariennes.
Cliquez ici pour retour.

Amalgames dentaires: Les amalgames sont des produits métalliques utilisés pour obturer des dents. C'est un composé de mercure et d'autres métaux lourds. On sait maintenant que le mercure et les autres métaux lourds ont tendance à se dissoudre et à diffuser dans tout l'organisme, d'où leur élimination ultérieure est problématique. Ils s'accumulent dans les tissus et perturbent les fonctions physiologiques. Il y a toute raison de croire que le système immunitaire y est particulièrement sensible. C'est pourquoi l'on procède de plus en plus souvent au remplacement de ces amalgames par des composés d'obturation plus neutres (de couleur blanche).
Cliquez ici pour retour.

Mesures E.A.V.: (Electro Acupuncture selon Voll) Mesures du flux énergétique le long des méridiens de l'acupuncture classique. Le diagnostic se fait en reliant le patient à un appareil de mesure capable de quantifier la présence, même infime, de produits toxiques dans l'organisme, ainsi que le niveau de fonctionnalité des différents organes.
Cliquez ici pour retour.

Vivant dans un cercueil dans le ciel. Bruno Tourneur.

Butyrylcholinestérase (anciennement dénommée pseudocholinestérase ou cholinestérase sérique): c'est une enzyme présente dans notre sang, qui participe à la dégradation de l'articaïne. Si son taux sanguin est insuffisant ou si la forme classique de l'enzyme est remplacée par un variant non fonctionnel, la dégradation de l'articaïne n'est pas complète. Par conséquent l'anesthésique peut avoir une action plus prolongée, non souhaitable, ce qui se manifeste par des paresthésies, des picotements et fourmillements des doigts et orteils. A l'heure actuelle on ne connaît pas bien les conséquences délétères à long terme de la présence d'articaïne dans le corps. La prudence est donc de rigueur. La butyrylcholinestérase (BuChe) appartient au groupe enzymatique des cholinestérases.
Cliquez ici pour retour.

Mutagène: du verbe "muter". Ce terme indique une mutation, c'est à dire une transformation de la cellule d'une forme saine à une forme maligne.
Cliquez ici pour retour.

Résistant à la thérapeutique: on constate assez souvent que les thérapeutiques standard échouent lorsqu'il s'agit de personnes ayant reçu de l'articaïne. Pour la Fondation Bosscher, cela provient de la persistance et du relarguage constant de produits toxiques (l'articaïne et ses métabolites) qui réactivent les symptômes, même après que les premiers traitements aient pu sembler efficaces.
Cliquez ici pour retour.

Déficience: manque ou insuffisance.
Cliquez ici pour retour.

Vivant dans un cercueil dans le ciel. Bruno Tourneur.

Je dis merci à l'Articaïne.
L'Articaïne qui est gentille pour tout le monde, mais qui ne l'est pas avec moi. Merci, oui : Sans elle, je n'aurais jamais osé parler de moi comme cela. Maintenant je m'en fiche, je suis mort, délabré. J'essaie de revivre.
Oser parler de ça, oui, parce que c'est « honteux ».
Aucune importance, je LACHE tout maintenant ! (sourire)
Je remercie aussi ma thérapeute hypnose, celle avec qui je suis aller à ma naissance.
Même si cela n'a pas abouti. Elle a « ouvert » la porte.
Sans elle, je n'aurais jamais rien eu à dire. Pourtant…
J'avais déjà essayé d'écrire un livre, mais je tombais dans le néant.

...

Une psychologue à qui j'ai fait lire mon livre pour avoir son avis m'a déconseillé de publier. De qui se moque-t-on ? !
Elle disait que c'est de la grosse souffrance avec une expression lourde.
Elle a fait un geste avec ses mains en disant cela.
Je n'ai pas relevé tout de suite.
Elle avait ses deux mains jointes et les bougeait avec des petits mouvements de bas en haut devant le bas de son ventre.
Oui, elle montrait comme un bébé qui était coincé, qui ne pouvait sortir vers le bas. Son corps à cette psychologue à bien compris !
Sourire.

REMERCIEMENTS pour la mise en page et les corrections :
Madame COLLEWET Guylaine et son implication inestimable.

Le témoignage de Nicole CANIVENQ sur son expérience de mort imminente est sur le site IANDS France dans Témoignage EMI.

Contact : Quinquin45@hotmail.fr

Vivant dans un cercueil dans le ciel. Bruno Tourneur.

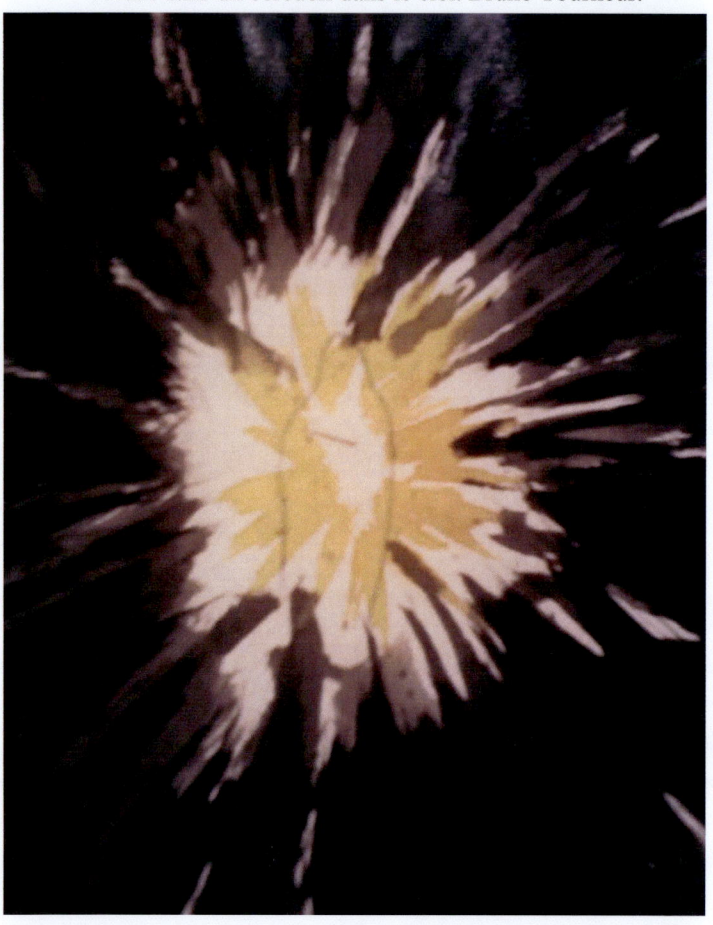

Peinture à l'eau effectuée pendant la période de thérapie avec ma thérapeute hypnose qui ne me comprenait plus. C'est l'ange, image de LUCIE qui me montre le chemin pour descendre sur terre. C'est une vue d'en haut vers le bas. Ce dessin à été fait dans l'optique d'expliquer à cette thérapeute ma position. C'est un dessin formidable : enfin une sortie des ténèbres, une lumière. Une ouverture dans la prison sans porte ni fenêtre, prison normalement fermée à jamais. Prison invisible de l'extérieur, parfaite pour être oublié. Une prison ou un cercueil dans le ciel. C'est le dessin d'un espoir fantastique, une joie.

Ma thérapeute hypnose, m'a-t-elle dit, n'y voit qu'une image angoissante. Noire. Il est possible qu'elle ait jeté ce dessin.

(je n'osais pas mettre cette image dans mon livre...)

BONUS...
Si on peut dire. Sourire.

Je rencontrais mon ex-collègue psychothérapeute ces jours-ci : 2 ans après l'injection...1 an après l'hypnose et mes dernières tentatives qui servaient à...trouver...quelqu'un.

Je n'ai des chocs qu'à de très rares occasions maintenant, c'est presque disparu.
Je ne tremble pratiquement jamais.

Un rendez-vous dans un bar, comme ça, pour discuter.

Il me racontait sont expérience lors d'un séminaire à Paris, dans un amphithéâtre avec plusieurs centaines de personnes qui assistaient à un travail chamanique. Une expérience dans laquelle il a comme revécu sa vie in-utérine, voyant que sa maman préférait avoir une fille qu'un garçon.
Nous avons bien parler pendant 3 heures, de façon ininterrompue...surtout lui. Il parle beaucoup...comme une fille ? (sourire)

Sur une télévision dans un recoin de la salle, passaient des clips de musique : rien de surprenant dans un bar.

Il m'a lu un vieux sms de Lauraine qu'il avait encore sur son téléphone.
Souvenirs, souvenirs...

Puis je me suis mis à parler de moi.
Je disais que ce que j'avais c'était comme une schizophrénie physique et pas une schizophrénie psychologique.
Il ne voyait pas la différence.
Je disais que je n'étais pas fou mais que j'avais attrapé un truc de fou, sans l'être.
Que c'était comme si je n'avais aucun problème psychologique.
Mais que quelque chose de physique, de BETEMENT physique m'avait rendu comme ça.
Sans que cela me touche MOI.
Que moi, je suis « Là » en retrait, intact.
...sans savoir où quand même...

Je commençais à trembler.
Je n'arrivais pas à faire comprendre le « que » physique.
Mon collègue argumentait : mais le physique provoque du problème psychologique.
Et le psychologique provoque du problème physique.
Il ne voyait pas ce que je voulais dire.
Moi ce n'est pas cela.
C'est difficile à dire, à expliquer.

Je lui ai dit que je tremblais !

Soudain, il a remarqué qu'il y avait une jolie nouvelle serveuse qui n'était pas là au début de notre rendez-vous dans ce bar.
Jeune, blonde avec un accent étranger.
Je lui ai dit qu'elle ressemblait à mon irlandaise.

Vivant dans un cercueil dans le ciel. Bruno Tourneur.

Je lui ai dit que je tremblais.

Je « m'approchais ».
Je voulais faire comprendre.
Une tension.
J'étais « accessible ». Un esprit ?

Soudain, à la télévision s'est mis à passer des images de bébés dans l'eau, une émission sur les bébés nageurs. Etrange dans un bar…
Je lui ai dit.

Lui qui est friand d'habitude des coïncidences bizarres, là, il n'a pas relevé.

Je descendais du ciel et les conditions se comme créaient dans la réalité.
L'irlandaise, bébé dans l'eau.

J'étais proche.

Pourtant, il n'a rien capté du tout.
N'a offert aucune crédibilité aux images de la télévision.
Et continuait comme si de rien était.
Pouvait même paraître gêné par mes dires.

Quand je viens, PERSONNE ne me voit ! ! Constatais-je blessé.

J'ai de nouveau ressenti la déception lourde éprouvée lors de la collection des essais avec les différents thérapeutes : Hypnose, Rebirth, Géométrie Divine.
Déception qui m'avait fait douloureusement abandonner toutes nouvelles tentatives.

Vivant dans un cercueil dans le ciel. Bruno Tourneur.

Le lendemain, je me sentais assommé, comme après un K.O. de boxe.

J'avais peur que ce soit dangereux pour moi.

Je me suis dit : non, faut pas que je m'arrête à cela, sinon, je vais repartir trop loin.

...

Qui veut s'amuser à me guérir ?   Sourire.

Allez-y, c'est un jeu rigolo !

C'est ouvert à tout le monde !

Sourire

...

Peut-on se faire soigner pas quelqu'un de moins intelligent que soit ?

Vivant dans un cercueil dans le ciel. Bruno Tourneur.

PLUSIEURS MOIS PLUS TARD.
GUERRE.

Découragé de voir des psys nuls, je n'avançais plus.
J'ai rencontré une amie sur un site de rencontre, de nouveau…
Une relation simplement amicale.
Elle me demande de l'accompagner à une conférence sur la thérapie du rêve éveillé car elle n'a momentanément pas de voiture.
Fantastique !
Dans la salle, il y avait une amie à elle qui était thérapeute avec hypnose.
Mon amie me conseille donc de prendre contact avec elle.
A cette conférence, il y avait aussi la disciple thérapeute de la technique du rêve éveillé.
J'ai pris rendez-vous avec les deux.

La thérapeute hypnose ne met pas les gens sur le divan.
Je lui ai dit de le faire avec moi. Je veux qu'une personne prenne le relais de ma première thérapeute hypnose qui avait si bien fonctionné au début.
De revoir une thérapeute m'a remis dans le bain, me remet en action. Attention !
J'ai vu cette thérapeute hypnose quelques séances.

J'ai eu mes chocs. Hummm bonheur !

Après une séance, dehors, dans la rue, j'ai vu, senti une cicatrice an fond de moi. Sensation directement venue des mes chocs produits dans ma séance, quinze minutes avant.

J'ai eu l'impression furtive de me sentir présent, dans mon corps, dans l'existence.

Ré-accaparation de l'intelligence. Retombage dans le « sens », dans la vie construite. La lumière.

J'ai senti qu'en m'approchant de cette cicatrice-pensée, je devenais normal.

J'ai senti que c'est cette cicatrice qui m'empêchait d'être vivant.

C'est important.

C'est une cicatrice ouverte avec la viande visible sur les bords.

Ce que représente exactement cette cicatrice reste encore un mystère.

S'approcher de la viande vivante. Sensation…doucement électrique ?

Dans la rue, où ma sensation est venue, il s'est passé un petit événement, que je trouve exceptionnel pour ma part. Une jolie fille m'a abordé pour me demander si je connaissais le magasin qu'elle cherchait. C'est exceptionnel pour moi car normalement, personne ne m'aborde. Encore moins une jolie fille. Sourire. En effet, je lance des mauvaises ondes qui sont captées par les inconscients des gens.

Hé oui : je suis mort. Sourire.

Cette sensation, ce « touchage » a disparu au bout de quelques minutes…comme si il n'avait jamais existé. Mince !

Cette thérapeute est de bonne volonté mais je ne la trouve pas assez intelligente. Oui, c'est embêtant à dire, elle est gentille. Je ne peux poursuivre avec elle.

(En plus, après mon expérience cicatrice, sans répondre à mon mail pour la tenir au courant, elle est partie en vacances pendant un mois en me laissant comme un c…)

Ces séances m'ont donné la force de chercher quelqu'un d'autre et de reprendre le combat.

Maintenant, je deviens un guerrier !
Je suis un héros, un génie*, SEUL**, que personne ne croit et qui doit prouver qu'il à raison.

Le combat est de trouver la bonne personne, obtenir ce que je veux.

J'ai la puissance maintenant.*** Je trouve des fenêtres maintenant, comme pour les couvertures satellites. J'arrive à atteindre la fréquence de résonance, comme en électronique.

C'est mon retour.
Rien ne m'arrêtera désormais.
Pas de pitié pour les nuls.
C'est la guerre.

Le mot « résistance » à un sens en psychologie.
Moi je rentre en résistance mais ce n'est pas la même.
Je fais de la résistance à la connerie des thérapeutes.

[…Pour..ne..pas..oublier..mon..but..de..guérir. Si j'oublie, qui va me le rappeler ? Et pour me protéger.]

...

* On pourra me traiter de schizo MEGALO maintenant. Hrrrrr !

** Je ne cherche même plus de femme. Je me dis qu'elle viendra toute seule quand je serai guéri.
Quand ce sera le temps.   …Quand je serai dans le temps.

*** Sauf quand je fais un travail physique trop longtemps, qui m'atteint le cerveau (effacement d'esprit qui me fait devenir un pauvre crétin handicapé mental) ou sauf quand j'ai l'esprit embrumé pour toutes sortes de raisons…et sauf si je suis en personnalité A. Ça fait beaucoup quand même. Sauf si je tombe en dépression. Ce qui est rare maintenant.

Je suis aller voir l'autre thérapeute de la conférence, disciple de la thérapie du rêve éveillé.

Le présentateur (psychologue) disait que cette thérapie est mieux que les autres…de façon un peu prétentieuse.

Cette thérapeute a parcouru mon livre….seulement parcouru.

Au bout de la 3ème séance, j'ai demandé à aller sur son divan. Je ne voulais pas parler sans.*

Je lui avais fait 50 mails pour expliquer ma situation et comment il fallait faire avec moi.

Elle a refusé le divan, a dit NON quand j'ai voulu enlever mes chaussures, affirmant que cela ne marchait pas comme ça.

Je suis parti sans payer.

Pour moi, son attitude est un refus de me soigner et je ressens cela comme un avortement, un assassinat.

Je l'ai traité d'avorteuse en mail. D'aveugle, de sourde et de ne sait pas lire.

Elle m'a rendu mon livre.

C'est la guerre.

Plan d'action :

Je ne veux plus une semaine sans avoir un rendez-vous avec une thérapeute.

Pour ne pas payer (argent perdu), comme j'ai peu d'argent, je prends rendez-vous et j'explique que je cherche un thérapeute avec compétences spéciales. J'indique que je fais lire mon livre et le thérapeute me dit si c'est dans ces cordes ou pas.

---

* Oui, je ne voulais pas parler car ce n'est pas ma partie adulte qu'il faut soigner… d'ailleurs cette partie n'est pas malade…mais ma partie fœtale accessible sur le divan. Me faire une thérapie « papa maman » à moi, adulte revient à vouloir soigner un fantôme, qu'une enveloppe. Qu'est ce qu'il en a à foutre le fantôme d'être psychanalysé !…si l'on ne s'occupe pas QUE de la raison de son existence.

Souvent, il n'est même pas nécessaire que le thérapeute lise. Il dit directement que c'est hors de ces compétences. D'autres me prennent directement pour un con et se permettent de contredire ce que j'explique : pauvres nuls !

Je constate au passage que les thérapeutes les moins adaptés sont remboursés, alors que les plus aptes, pas du tout. Drôle de société !

Avant l'idée de faire lire mon livre en premier lieu, je payais pour m'entendre dire que cela ne le faisait pas : Salopard !

J'ai eu cette idée en l'appliquant sur un généraliste que je trouvais intelligent.

Je voulais avoir un médecin qui puisse me défendre en cas de problème*, au sujet de mes troubles de force physique et d'atteinte du cerveau, depuis l'empoisonnement.

Cela n'a servi à rien, le médecin n'a pas lu mon livre jusqu'au bout mais cela m'a donné l'idée d'utiliser cette stratégie sur les psychothérapeutes. En effet, naturellement, le médecin ne m'a pas demandé de payer.

Une blague : Avec les thérapeutes, je ne devrais pas payer. C'est eux qui devraient me rémunérer pour avoir le privilège de me soigner ! Sourire.

A chaque thérapeute que je vois, même qu'une seule fois, même le plus nul, cela me fait découvrir une chose sur moi, une idée, qui me permet d'affiner le combat.

Ouverture de conscience, confrontation réelle.

Voir un thérapeute, à chaque fois différent (car inadapté), me fait une piqûre de réalité qui me renseigne sur mon action. Ça me donne des munitions pour continuer, renforce ma détermination. J'étudie l'impact de ce que je dis.

* Pas pour être soigné : faut pas trop demander…(humour noir)

Vivant dans un cercueil dans le ciel. Bruno Tourneur.

A chaque visite, qu'on peut considérer comme ratée, je suis quand même anéanti…mais maintenant je résiste de mieux en mieux et je continu le combat. Je suis une ligne. J'en ai une !

Il apparaît que je dois apprendre aux thérapeutes comment ils doivent faire avec moi.
Et ils refusent !
Alors que eux ne savent pas.

Même ma psychiatre qui me connaît depuis 25 ans, celle du début du livre avec l'histoire de la lettre blanche, que j'ai recontacté dit : « Vous savez bien nous mettre devant notre impuissance ».

On pourrait prendre cela pour le comble de la bêtise !
Il y a de quoi ne pas être content, non ?

C'est la guerre.
Dans cette guerre, je reste en personnalité B. Quand je suis anéanti, je tombe en A.

…

Il n'est pas impossible qu'une bonne séance, une seule, suffise pour me guérir.
Bien que cela soit difficile à faire étant donné que le thérapeute ne me connaît pas assez, pas assez vite…A moins qu'il comprenne complètement mon livre et se sente en phase.
Peut-être même qu'il faut que cela se fasse en une seule séance.
Je n'ai peut-être droit qu'à une seule chance…à chaque thérapeute.

Une réanimation et puis c'est tout.
Pas besoin de tergiverser.

Vivant dans un cercueil dans le ciel. Bruno Tourneur.

BEGAIEMENT

Une réflexion me vient à l'instant.

Je bégayais quand j'étais jeune.
Je n'étais pas dépersonnalisé à l'époque, vers l'âge de 10 ans.
Je bégaie encore maintenant dans certaines circonstances.
Mon bégaiement était un peu particulier, je crois.
Ce n'était pas forcément de la répétition rapide de syllabes comme on connaît.
Le fil de mon discours était discontinu au cours des phrases. Il était coupé comme à la hache à certains endroits comme les ponctuations ou devant les mots importants.
Ça bloquait. Il y avait plein de « ça ne peut pas sortir ».
Ma tante de Chartres me disait : Qu'est ce que tu t'exprimes mal ! »
J'étais obligé de changer mes mots ou les constructions de phrases en cours de parole et chercher, choisir ce qui sortaient de ce qui coinçaient.
Surtout, il m'était impossible de commencer une phrase qui débutait par la lettre « A ».
Comme par exemple la question :
« Avez-vous quelque chose pour moi ? »
Avant de parler, ma bouche s'ouvrait pour dire le « A » de « avez », mais rien ne pouvait sortir et je restais coincé comme cela, la tête en arrêt qui essaie. Et plus je forçais pour que ça sorte, plus cela bloquait.

Très déroutant. Pour plomber l'ambiance et mourir de honte, c'est génial. Sourire.

Je devais choisir une entrée de phrase qui m'apparaissait comme plus douce, coulant de source, soit :

« <u>Est-ce que</u> vous avez quelque chose pour moi ? » Là, ça sortait bien.

J'étais ainsi obligé de parler de façon moins belle, moins propre, plus lourde.

Une fois que la phrase avait démarré et était lancée, je pouvais dire des mots qui commençaient par des « A », parce qu'ils étaient à l'INTERIEUR de la phrase. Ces « A » étaient fondus parmi les autres mots.

La phrase était lancée, mais ce lancement avait une limite. L'élan s'arrêtait au bout d'un moment, et il fallait recréer, retrouver un démarrage. J'essayais de faire tenir cet élan le plus longtemps possible mais ça ne faisait pas naturel et cela s'opposait au rythme de la respiration.

Les « A » étaient fondus parmi les autres mots, comme cachés, noyés, à l'abri. Sauf si il s'agissait du « A » d'un mot important qui donnait tout le sens à la phrase, ou sa charge émotionnelle. Là, il ne pouvait se distraire du phénomène de blocage.

Un orthophoniste comprendrait ce que je raconte, j'imagine.

A l'école, en CM2, je me souviens, quand mon discours ne commençait pas par une question avec cette entrée douce « est-ce que », je rajoutais un « sque » avant de parler.

« sque je vais manger à la cantine » ou « sque il fait beau aujourd'hui ».

Il me fallait ce « sque » de démarrage sinon je ne pouvais pas parler, m'engager, comme le démarreur pour le moteur d'une voiture.

J'ai dû trouver une autre stratégie pour éviter les moqueries.

Commencer à parler en disant UN « sque », ça va. Mais en dire plein à chaque début de phrase dans une discussion, bonjour les dégâts. Sourire

Une autre stratégie ? En me « tordant le cerveau », j'y suis arrivé.

C'est extrêmement difficile, complexe, subtil à comprendre et à expliquer comment je fais.

D'ailleurs, quand je suis fatigué, cela ne marche pas. Il faudrait presque un autre livre pour décrire.

Ma stratégie à mis du temps à se mettre au point.

Je me souviens en classe de 5 ème, en français, il y avait un cours sur la coordination des subjonctifs dans les phrases complexes. C'était intéressant d'ailleurs, moi qui n'aimais pas l'école et le français à l'époque.

Le professeur, craint de tout le monde avec sa personnalité forte, son gros ventre et son cigare, un peu vicieux, mais qui explique très bien, me pose une question sur le cours.

Caché au fond de la classe, je réponds tant bien que mal, surpris.

Il dit devant tout le monde en parlant de moi: « oh, il a des courants d'air dans la tête, lui. »

C'est exact ! Excellente description. Sourire.   Conard. Sourire.

. . .

Des mots qui ne sortent pas : des « ne peut pas sortir ».
La lettre « A », c'est le début de l'alphabet, le
commencement.
Début : naissance.

. . .

Actuellement, je remarque ceci.

Quand je parle a des psys, mon discours est fluide, je parle bien, même très bien.

C'est chez le psy que je parle le mieux d'ailleurs question bégaiement.

C'est embêtant quelque part car on peut facilement affirmer, dans cette position, que je ne bégaie pas. Comme nier un problème, me nier.

Je vois ceci cependant : un mot ne sort pas. Ma phrase dans mon exposé s'arrête, bloque.

Un seul mot.

Je n'arrive pas à masquer cette faiblesse de langage. Pourtant j'ai 30 ans d'entraînement et d'expérience ! Sourire.

Ce mot c'est : réanimation.

Je dois comme me déformer pour qu'il puisse sortir.

Et quand il sort, il n'est pas entier, pas bien formé, non continu.

Il a une coupure dans sa structure, son squelette, son essence…Son corps subtil ?

Un trou…un abîme.

Evidement.

SUCCULENT.

Ce qu'on ne veut pas savoir de soi-même finit par arriver de l'extérieur sous forme de destin » **C.-G. Jung**

C'est exact*. Je peux même rajouter que même si l'on cherche à savoir, tant que l'on est pas arrivé au but, cela s'applique.

Moi, Il n'y a pas comme de case pour moi.
Quand on comprends mon trouble, cela semble logique.
Et ce « non-case » se voit encore dans ma situation actuelle au niveau administratif.
C'est assez succulent d'ailleurs, je trouve, quand on observe comment ma situation se déroule et quand on a compris ma situation psychologique.
Voyez :
Je demande le RSA (revenu de solidarité active remplaçant depuis peu du RMI revenu minimum d'insertion et l'API (allocation parent isolé) depuis 5 mois mais mon dossier est coincé dans un méandre d'erreur de calcul (supposée) d'ASS (allocation spécifique de solidarité) et de radiation abusive ANPE.

* Ou du moins cela arrive souvent. Ce n'est pas, à mon avis, une vérité absolue, incontournable. Rien ne l'est.

Je suis aller plusieurs fois à la CAF (caisse d'allocations familiales) dans le bureau spécial RSA. On m'a dit une fois que j'étais trop pauvre pour obtenir ce RSA.
Ce qui est un comble ! sourire. C'est « impossible » comme réponse. Il n'y a qu'à moi que l'on peut dire cela ! Le RSA est fait pour les pauvres.

Et encore ce matin, l'employée qui s'occupe des attributions du RSA m'a dit textuellement qu'elle avait honte de ne pouvoir me donner le RSA, que la loi était mal faite pour mon cas (sic). En effet, comme il me reste un petit droit ASS, je ne peux prétendre au RSA, même si ce dernier est plus avantageux.

L'employée m'a dit que même si je n'avais qu'un droit de 1 euros d'ASS par mois, je ne pourrais pas avoir le RSA.
Mon ASS à été annulée ponctuellement pour cause de radiation abusive (dont je vous épargne les détails mais c'est du même style). Mais ceci ne débloque pas pour autant le RSA.
Je dois refaire un demande d'ASS.

Même l'intervention de mon assistante sociale qui a demandé une neutralisation de mes revenus précaires pour débloquer mon dossier RSA s'est soldée par un refus.
Je me retrouve ainsi sans revenu. (outre allocation familiale et CESU occasionnels. Chèque emploi service)

Succulent. (sourire)

Si on rajoute par dessus cela que j'ai des problèmes physique de santé depuis mon empoisonnement.
Que cet empoisonnement n'est pas reconnu et qu'il y a encore moins de remède.
Que je dois écrire un livre pour expliquer.
Le tout coiffé par un trouble psychologique ou psycho-spirituel que personne ne sait soigner (pour l'instant), que personne ne peut même cerner, ça fait un beau tableau.

Mort de rire !

Plus d'argent :
Pour que mes chocs viennent, je dois être mis en situation d'urgence, de catastrophe.
Comme lors de ma naissance.
Je dois être EN DANGER…pour me souvenir, pour que mon corps me dise sa mémoire…pour être sauvé !
Avec ma situation financière réelle, n'est ce pas cela qui se prépare…de « l'extérieur » comme dit JUNG.
Dois-je fuir ce danger…alors qu'il représente mon salut ! !
(danger mesuré quand même)

Si je n'ai plus d'argent, je vais devoir faire un marché avec la prochaine thérapeute. Lui dire que je ne la paye pas avec de l'argent mais avec de la gloire.
En effet, si elle réussit à me guérir, et elle le peut si elle s'y prend bien, elle sera la seule parmi les 100 thérapeutes que j'ai vu. Autant dire qu'elle serait la seule parmi 1000 !
On peut peut-être même dire ceci :

La première personne qui guérit une psychose :

PREMIERE MONDIALE !

Elle peut donc être considérée comme une personne exceptionnelle.
Je lui dis que je cite son nom dans mon 2ème livre qui montre cette guérison. D'où acquisition d'une célébrité, d'une reconnaissance pouvant lui donner davantage de retombées économiques que ma maigre contribution financière…dont la petitesse freinerait d'ailleurs le déroulement de la thérapie par le nombre restreint de séances que je pourrais me payer… Même si il en faut peu.
Sourire.

Chaud, chaud !

Vivant dans un cercueil dans le ciel. Bruno Tourneur.

TOUTE DERNIERE NOUVELLE AVANT MISE EN PRESSE.
Dernière LIMITE !...

Boris Cyrulnik n'a pas lu ces pages.
Elles sont « arrivées » après sa lecture.*
Il n'aurait pas pu cautionner cela, je présume.
Même ma psy qui me connaît depuis 20 ans ne me suit pas.
(sans pour autant me proposer une explication alternative.)
Pas d'écho non plus chez les personnes dépersonnalisées du net.

Un problème IMPOSSIBLE, disais-je. (au début du livre)

Un problème irrél-réel ou réel-irréel, oui.

Y a t'il un mot plus clair?

PRISE DE CONSCIENCE.
Je viens de trouver ce mot.

La stupidité de tous les thérapeutes que je vois me force à affiner l'explication de mon trouble. Cette réalité des rencontres me fait bouger. Et je comprends moi-même davantage.
Voici la toute dernière description, la plus fine, la plus fidèle.

* (L'édition que je lui ai envoyée pour avoir son avis, avec sa précieuse lettre comme réponse, s'arrêtait aux pages du site de l'articaïne.)

Vivant dans un cercueil dans le ciel. Bruno Tourneur.

La plus aboutie. Celle qui « reflète » le mieux.
Elle est simple,   …si on admet une réalité « un peu » élargie…

Depuis le début de mon trouble, je dis que je ne suis pas dans mon corps.
Voici ce mot :

Je suis dans un état « <u>SURNATUREL</u> » depuis 25 ans.

Je suis un esprit.
Je parle à travers un corps (comme peuvent le faire des esprits par l'intermédiaire de médiums… comme dans le film grand publique à succès « Ghost » qui date d'une quinzaine d'années).
Je parle à travers un corps, sans pouvoir réaliser, sentir que ce corps est le mien.
Je ne peux pas réaliser que je suis dans mon corps car je suis mort, mon esprit, esprit d'un mort.

Fantôme vivant !
Fantôme dans un corps vivant.
Fantôme dans son propre ex-corps resté vivant.

Mon esprit est dans l'au-delà et je parle à travers mon corps vivant.

…

. Dans le miroir, on voit son esprit.
Je ne peux pas voir le mien car il est dans l'au-delà. Ainsi, je vois une image comme irréelle, comme invisible dans la glace.
Une image qui ne correspond à rien de descriptible car, vue d'un autre monde, même les lois universelles de la physique ne s'appliquent pas.

Vivant dans un cercueil dans le ciel. Bruno Tourneur.

Ce n'est même pas comme l'image brumeuse d'un spectre car moi je suis dans une situation inverse. En effet, un spectre est dans l'au-delà et est vu dans la réalité. En somme, un truc de l'au-delà se voit brumeux, un peu immatériel, dans la réalité.
Moi, j'ai la vue inverse.
Je vois de l'au-delà mon corps réel.
Et ce n'est même pas comme quand une personne fait une EMI et voit son corps de l'extérieur.
Elle le voit clairement d'ailleurs.
Moi c'est différent car je suis dans mon corps. Je ne l'ai pas quitté tout en étant dans l'au-delà.
Et je vois l'image de ça dans le miroir.
Je n'arrive pas à expliquer.
Est-ce qu'un fantôme voit son reflet dans le miroir ?
Quoiqu'il en soit, si je fixe mon image, précisément mes yeux, il se passe une distorsion comme « spacio-spirituelle » comme montrant un phénomène impossible et ma vue se trouble, mon esprit se dissout.
Et je dois arrêter de regarder pour reprendre mes esprits.
Superposition de 2 mondes incompatibles.
J'ai l'air fin la dedans !

Je suis dans un état surnaturel. Ceci à cause de la mort ponctuelle que j'ai eu quand j'étais en train de naître (avec effet retard, retard de 19 ans). Comme si ma mise au monde était une mise au monde dans l'au-delà.
Comme si mon arrivée dans la vie était une arrivée dans la mort, ceci au moment PRECIS de ma naissance.

...

Un état surnaturel.
Un état même pas psychopathologique, si on peut dire.
Oui, je le dis !
La mort n'est pas une maladie. Ou la mort n'est pas un problème en soit.

Vivant dans un cercueil dans le ciel. Bruno Tourneur.

Ainsi, je peux dire, indirectement ! que je n'ai aucun problème.
Pas de névrose.

Un état surnaturel. Merde alors ! Sourire.
C'était déjà pas évident de montrer à tout le monde que j'étais « fou ». Qu'est ce que cela va être à dire que je suis surnaturel ! Sourire.

Un problème surnaturel.
Mais heureusement. Sourire.

Pour revivre, je dois repasser par la réanimation de ma naissance.
Réanimation accessible par hypnose ou relaxation.
Et ceci en utilisant les chocs physiques que fait mon corps.
C'est le chemin.

REMATERIALISATION!

RE-INCORPORATION. RE-INCARNATION.

Moi.

Comme une **transe à l'envers**. Retour à la vie.
C'est ce que je sens.
Et je dois être aider pour amplifier mes chocs, par un(e) thérapeute (…ou plusieurs !) qui accepte le « un peu surnaturel. »

De toute façon, quel que soit mon état, que l'on y croit ou pas
…j'ai besoin que l'on y croit,
c'est indispensable !…
le but est d'en sortir !

Que ce soit cru, c'est d'ailleurs peut-être tout simplement le facteur déclencheur de ma « guérison », de mon retour, de mon rebasculement.
Hé oui ! !

J'ai peut-être trouvé une personne pour cela, une psychothérapeute (au bout de 100, il est temps !*).
Intelligente et qui a de la classe. Sourire
Elle a bien compris ma situation, du premier coup.
(Faut dire que j'avais bien expliqué…Sourire.)
Elle lit mon livre et me dit si elle accepte le travail avec moi.
Elle le fait lire aussi à une consœur.
C'est bien quand même ! Sourire.

Elle va me dire si elle accepte de me « RESSUSCITER » !

J'ai déjà un « plan B » si ça ne marche pas : Une sophro-analyste - Décodage et libération des mémoires prénatales à Paris.

…

* La dernière psy que j'ai vu, disciple du rêve éveillé, qui m'a refusé son divan, je disais d'elle qu'elle m'a avorté, assassiné. Plus précisément, je prends cela comme de la contre-rematérialisation. Pas étonnant que je me « tue » après.
    Au sujet de ma thérapeute hypnose « adorée » (au début), celle avec qui j'ai revécu ma naissance, même elle, en fait, je le réalise mieux maintenant, ne me voyait pas si « loin ».
Elle disait : « mais vous n'êtes pas mort ! »
    - Si ! ! J'affirme que je le suis, sans que mon corps le soit. Pourtant, elle avait une vision large et cela ne lui faisait pas peur, par exemple, de faire aller les gens jusque dans leur vies antérieures. (par ailleurs, chose qui ne m'attire pas.)

Vivant dans un cercueil dans le ciel. Bruno Tourneur.

Au cours de mon livre, je décris mon état « psychopathologique * » avec des exemples de vie, de situations, des impressions. Affres de maladie mentale ? !
Ces descriptions ne surprennent pas un psychiatre, je présume.
Vous, le lecteur lambda, relisez ces descriptions en imaginant, pour vous amuser, que c'est un VRAI fantôme qui parle.
Vous saisirez peut-être. Vous serez peut-être saisi.

Vous saisirez peut-être l'insaisissable !

…

Quand on lit mon livre, on peut s'inquiéter pour mes enfants, dont j'ai la garde.
Certaines personnes m'ont dit leur inquiétude**.
En effet, un « cas psychopathologique » comme ceci, comment peut-il bien s'occuper de ses enfants.
Les enfants sont en danger ?
Je réponds tout en comprenant moi-même comment j'aime mes enfants :
Un fantôme s'occuperait'il mal de ses propres enfants ?
Lui, libéré quelque part de tout ce qui n'est pas essentiel, de par son « état », son « statut »plutôt !

…

Que doit faire un « fantôme », dans la vie actuelle, pour se re-matérialiser ?
Qui doit-il voir ? Rien n'est fait pour lui !
Il est comme dans un rêve par rapport à la réalité.

* Car c'est comme cela que je voyais mon trouble avant ma prise de conscience. Prise de conscience qui peut être prise pour une prise de folie, bien sûr.

** Les personnes qui me connaissent ne sont pas inquiètes. Spontanément souvent mes enfants me disent : je t'aime. Quelle meilleure preuve ?

Vivant dans un cercueil dans le ciel. Bruno Tourneur.

Il est comme dans un rêve par rapport à la réalité.
Ou, dans SA réalité, qui en est une, mais dans l'autre monde, la réalité terrestre n'apparaît que comme un rêve, n'est qu'un rêve. Et ceci de façon normale, puisque ce n'est pas le même monde.

...

Je vais vous raconter une histoire de vrai fantôme. Un récit que j'ai trouvé sur internet, que je vous livre de mémoire. Bien sûr, on y croit ou pas : ce n'est pas important.

Cela se passait en Grèce dans les premiers siècles de notre ère. Une homme de culture élevée dort dans une maison dont il vient de faire l'acquisition.

Cette maison est hantée. Un fantôme qui ressemble à un vieil homme vient lui rendre visite toutes les nuits avant de se mettre à marcher vers un endroit de la maison.

L'homme, pas du tout démonté, sans avoir peur (faut le faire quand même !) se dit qu'il va suivre ce fantôme.

C'est ce qu'il fait. Il s'aperçoit que le spectre le mène toujours au même endroit près de la cheminée.

Intelligent, et influent, l'homme demande à la ville de creuser à cet endroit.

Quelle fut la surprise en découvrant des ossements.

L'homme ordonna de faire transférer ses os dans le cimetière de la ville dans une tombe décente comme si il avait compris que le fantôme réclamait la réparation d'une injustice ou d'un mépris au sujet de sa mort. Comme si, avec cette décision, le fantôme trouvait rectification, reconnaissance, respect.

Après cette opération, la maison ne fut plus hantée.

Le fantôme a guidé l'homme.

Je ne sais pas comment doit faire une personne pour me re-matérialiser. Par contre je peux guider cette personne, à l'image de ce fantôme qui mène vers l'endroit du problème.

Je peux donner toutes les clés possibles (dont fait partie mon livre), toutes les pistes. Expliquer en long et en large.

C'est un travail en concert, chacun sur le même plan mais chacun dans son monde.

Un peu comme une rencontre avec un extra terrestre. On ne lui parle pas en se sentant dans une position supérieure même si il est très différent de nous.

Le couple patient-thérapeute ne se passe pas sur le même plan. Le thérapeute se considère sur un plan supérieur, de par son rôle, par rapport au patient. C'est lui le chef. Ce qui est normal. Mais c'est inadapté pour moi. Le fantôme n'est pas un malade. Et il sait, au moins autant que le thérapeute, ce qu'il faut faire.

Dans cette configuration, c'est moi qui guide le thérapeute et pas l'inverse…même si c'est lui qui doit venir me chercher.

Dans ce cadre particulier, une règle de psychologie fait obstacle. En effet, un thérapeute ne se dévoile pas au patient.

Moi, j'affirme qu'un thérapeute doit devenir ami et m'ouvrir les portes de chez lui. (en quelque sorte du moins)

Oui, je dois sentir une implication particulière pour provoquer ma « venue ».

Il n'y a pas de problème avec moi, d'abus, d'harcèlement, d'étouffement du thérapeute.

Je me comporte de façon tout à fait polie et « discrète ».

Bien entendu. Sourire.

Je pense que cette logique paraîtrait évidente pour un enfant, c'est si simple.

En thérapie normale, le non-implication personnelle du thérapeute est un mur de forteresse pour moi. Je ne peux pas passer.

C'est moi qui dit cela, moi qui me considérais comme fou et l'acceptant, pendant tant d'années : je ne peux pas « guérir » (mot inapproprié car je ne suis pas malade), redevenir vivant, revenir de la mort dans un cabinet de psychiatre, là où se trouve les fous, les malades. Comme si ce lieu était normal, adéquat pour moi : Non !

C'est la raison pour laquelle voulais emmener LUCIE à mes séances avec ma thérapeute hypnose : une amie. Humaniser l'affaire.

Etre ami avec le thérapeute : hors c'est la première chose que l'on apprend à un thérapeute à ne pas faire (Ce qui est normal…sauf pour mon « cas ». Non : sauf pour moi.)

Rien ne fait davantage partir mon esprit que d'être considéré malade, schizophrène, fou…ou simplement patient.
Ma pensé se brouille, perte de l'intelligence, je sors de ma tête, je sors de mes yeux, rétrécissement du champ visuel immédiat.

Implication personnelle du thérapeute. Cependant, une relation intime avec une personne ne fonctionne pas pour « m'appeler ». Il faut amitié, pas amour. Je l'ai appris avec Lauraine. Avec l'amour, c'est la partie terrestre qui se développe sans descente de ma partie céleste qui n'est pas réanimée, terrestrisée.

Ceci avec son lot de tout les handicapes provoqué par la dissociation. Tête qui se bloque pour n'importe quoi…etc

…

Imaginez qu'il y ait un vrai fantôme chez vous. Un gentil. Sourire.

Que ce fantôme est la capacité exceptionnelle de pouvoir redevenir vivant. Ceci parce qu'il a un corps vivant qui l'attend dans la réalité.

Ce fantôme ne peut pas se matérialiser seul. Il doit être « appelé » en quelque sorte par quelqu'un, par vous.

Comment faites-vous pour l'aider dans cette opération ?

Eh bien, c'est ça le travail à effectuer.

…

J'ai besoin de faire lire mon livre par des intellectuels.

Des intellectuels à l'image de cet homme cultivé de mon histoire de maison hantée en Grèce.

Vivant dans un cercueil dans le ciel. Bruno Tourneur.

Une personne intelligente qui ne sera pas cadrée par des théories psychologiques qui ne s'appliquent pas à moi. Une personne qui ne se fiera qu'à son bon sens subtil.

Dans cette optique, j'ai cherché à faire lire mon livre à une personne comme le philosophe Alain Finkelkraute. Mais je n'ai pas trouver son adresse.

Le fantôme de l'histoire ne peut pas déterrer ses os seul. Mais il peut guider une personne à l'endroit du problème. Pour moi, c'est la même chose : je ne peux pas naître seul ou me réanimer seul. Cela paraît logique qu'on ne puisse se réanimer seul lorsque qu'on est passé de l'autre côté. Mais je peux guider une personne, surtout depuis ma prise de conscience qui me montre ce que je suis vraiment avec ce problème que j'ai cerné. Guider une personne vers mon problème, vers ce cercueil dans le ciel, pour que je me libère, pour redevenir vivant sur terre.

Si vous me voyez, vous verrez une personne d'apparence normale. Pourtant ce n'est pas moi*, c'est mon corps vivant et une apparence de personnalité. Moi, je suis loin mais je vois pourtant, avec effet retard dû au trajet entre les 2 mondes.

Et paradoxalement, je peux offrir une présence beaucoup plus intense et profonde qu'une personne normale. Oui, comme un fantôme prêt de vous qui vous regarde. Vous comprends et vous renseigne sur vos faux pas, vers moi.

...

Le but du jeu, la mission :
Provoquer une descente d'esprit. !

---

* Ou du moins c'est moi mais pas sous une apparence normale.

MEDIUMNITE DE NOUVEAU

Au sujet de ma médiumnité, c'est étonnant :
Dans l'état dans lequel je suis, je peux facilement me moquer de tout, dans le sens que je peux aisément en avoir rien à faire de quoique ce soit. En effet, je suis comme pas « là ». Pourtant, je n'aime pas la médiumnité. Je n'ai rien contre les médiums, ni même contre les esprits…qui semblent gentils et aidants pour certains.
Je n'aime pas, pas parce que je n'y crois pas mais parce que j'y crois trop !
Je ne supporte pas les esprits qui parlent. Les esprits de l'au-delà.
Je ne supporte pas au plus haut point que des esprits se permettent de parler de ma vie.
Ceci pour des prémonitions, pour guider…etc.
Ça me fâche.
Je prends cela comme un viol, un sacrilège, un abus de pouvoir, une intrusion, un vol ?
Oui, car c'est mon esprit que je veux entendre ! pas les autres.
C'est mon esprit que je veux entendre, qui est lui aussi dans l'au-delà.
Ce n'est pas facile à comprendre, je présume.
Concurrence ?

…

Amorce de réconciliation depuis que je sais mieux ce que je suis… ?

Je viens de voir à la télévision sur une chaîne TNT une séance en direct. Deux médiums disaient ce qu'ils voyaient à une maman qui venait de perdre son fils 4 mois plus tôt dans un accident de voiture.
On avait vraiment l'impression que le défunt parlait aux médiums qui entendaient distinctement.

La médium, belle comme tout, quand elle pratique son don ! Les yeux clairs. Sourire.
C'était merveilleux !

Bon !, il va falloir s'occuper de ça.

…

Il est dit dans le domaine du spiritisme que les esprits voient les vivants de façon claire, qu'ils n'ont pas besoin de chercher pour les comprendre, qu'ils ne sont pas leurrés par les apparences.
J'ai l'impression de voir l'âme des gens.
Lauraine, pour prendre son exemple, me disait qu'elle avait l'impression de ne connaître personne en s'étonnant que tant de gens différents puissent exister sur terre.
Moi, j'ai l'impression de déjà connaître tout le monde.
Je vois une personne et dans la première fraction de seconde, je la reconnais.
Je la reconnais d'où ?

Je transperce les gens peut-être comme le font les esprits.
J'ai la même vision.

C'est utile pour être thérapeute ! Sourire.

VIVANT DANS UN CERCUEIL DANS LE CIEL.

Mon titre semble mal fait. 2 mots « dans » : cela fait lourd. Mon éditeur me dit même qu'il n'est pas vendeur, qu'il faudra le changer. Ça m'étonnerait que j'accepte.

Plusieurs personnes m'ont dit qu'elles ne comprenaient pas le titre. Peut-être faut-il être intelligent (ou justement pas) pour le comprendre, ou avoir des notions de psychanalyse.

Dans un cercueil car mon esprit est dans l'au-delà, donc comme mort.

Un cercueil dans le ciel car le cercueil n'est pas réel : mon corps est vivant.

Mon esprit est vivant dans ce cercueil, dans cette prison sans porte ni fenêtre.

Je n'arrive pas à transcrire mon cheminement qui me semble clair pourtant…quelque part.

C'est de la métaphore psychanalytique :
C'est le contraire de vivant, dans la vie, sur terre.
C'est un cercueil pour mon esprit car il est tombé dans la mort.

Difficile à expliquer : c'est rigolo. J'essaie.

Pour sortir de là, il ne faut pas simplement ouvrir le cercueil car on se retrouve toujours dans le ciel. D'où difficulté de guérir. Il faut descendre.

Vivant dans un cercueil dans le ciel. Bruno Tourneur.

On est dans un cercueil qui lui même se trouve dans le ciel : c'est vraiment un bon piège.

C'est étrange, le sens me paraissait évident et pourtant quand je veux expliquer, je n'y arrive pas.

Dans un cercueil par ce qu'il est question de mort.
Dans le ciel car je ne suis pas dans mon corps. Et quand on n'est pas dans son corps, où sommes-nous ?

Je suis vivant mais coincé dans un instant de mort.

Un cercueil car je suis, j'étais, comme dans un endroit définitif, incurable.

Depuis l'hypnose de ma thérapeute hypnose, le cercueil s'est ouvert (Encore merci à elle !). Il s'est ouvert sur un TUNNEL » à travers le ciel. Il ne me reste plus qu'à descendre (Là, cela n'a pas marché avec elle).

Vivant dans un cercueil dans le ciel : Allez donc chercher une personne dans un tel endroit !

Un cercueil dans le ciel.

Vivant dans un cercueil dans le ciel : c'est une métaphore qui explique ma situation.

Vivant dans un instant de mort.

Vivant dans la mort.

Vivant, avec son corps vivant, dans la mort.

C'est un cercueil dans le ciel car je ne suis pas mort physiquement. Il n'y a pas du tout de cercueil physique.

On pourrait dire cercueil dans la tête, mais je ne me sens pas dans ma tête, que ce soit dans un cercueil ou pas.

En fait, mon titre qui semble mal fait, explique la situation exact. C'est ce que je sens.

Et je ne vois pas d'autre formule pour décrire la situation.

Curieux : je ne sens pas avoir dit l'explication exact.

C'est peut-être impossible. Sourire.

...

Cela me mettait mal à l'aise de relire mon livre. Ça me perdait.

Je ne pouvais le faire que dans certaines conditions sinon je devais fuir. Ça me disloquait. Ça m'ondifiait (transformer en onde). Ça m'au-delàïsait.

On pouvait prendre cela pour de la régression, de la décompensation ou de l'entrée dans du délire psychotique.

Depuis que j'ai compris, sans doute grâce à mon livre, que mon trouble était surnaturel, ce phénomène négatif à disparu.

Quand je suis seul chez moi, je ne tombe plus dans le néant non plus* et je ne me détruis pas (en essayant de me trouver. Je reste en personnalité B).

Et ce que je lis devient une liqueur. Ce que je raconte devient évident, si on accepte une réalité « un peu » élargie.

…Une liqueur dont il faut se débarrasser quand même ! Sourire.

Elle n'a rien d'attrayante, ne vous inquiétez pas.

Cette page, ci dessus, ce chapitre est écrit en « personnalité A ». Maintenant en B, je ne peux pas la lire sans éprouver un brouillage d'esprit, un dégoût…immonde ?

* Si. Seul chez moi, sans mes enfants, je sombre encore.
Ma « position » n'est pas tenable : Pas vraiment de travail, pas de femme, pas d'amis, rien à faire ou rien que l'on arrive à faire, avec la conscience qui oublie que l'on existe. Pas facile. C'est comme la guerre, le combat avec comme de lourdes pertes.   …mais on tient ! (on : en parlant de moi .)
Mes enfants me font supporter mon non-être. J'ai un rôle obligatoire avec eux. Une rôle reconnu et respecté. Une consistance apparente solide, de fait. J'existe à travers eux.
Ma femme me disait : tu as la garde des enfants. Sans eux tu serais foutu.
Je sombre surtout quand je ne vois pas d'issue avec les psys et autres. Ce qui est quasi-constant. Quand j'ai un plan, il n'y a plus de problème. Mon ange gardien, mon génie (moi ?) me donne toujours une nouvelle solution. Formidable !
Au bout d'un moment, ça marchera bien ? !

Vivant dans un cercueil dans le ciel. Bruno Tourneur.

Un texte sur lequel mon intelligence ne peut s'accrocher.
Je trouve ce texte indigne, nul, misérable. Insultant ?
Il y a encore du boulot. Sourire.

…

…En fait, cette prise de conscience rejoint ma théorie de mes 20 ans. Fœtus pas né sans ventre : ce qui n'existe pas, est impossible. Oui car c'est un fantôme.

Ca n'existe pas dans la vie normale quand tout se passe bien et naturellement.   …Ce qui normalement ne doit pas exister.

Les circonstances de ma naissance ont abouti à une configuration impossible dans la vie normale.

…

Une leçon à tirer de tout ceci :
On peut peut-être dire que le monde est vu comme ceci : Il y a la normalité et il y a les problèmes psychologiques et psychiatriques. Comme si il ne pouvait y avoir une autre catégorie.

J'en donne une autre : les problèmes surnaturels.

Problèmes qui ne se soignent pas de la même façon.

Il y a peut-être dans les asiles, des gens avec ce genre de problème, qui sont ainsi dans un endroit totalement inadapté pour leur trouble.

…

L'explication du titre est celle-ci :

C'est un endroit pour un fantôme !

Et c'est là que je suis.

…

JE SUIS PRET.

Vivant dans un cercueil dans le ciel. Bruno Tourneur.

...

Je me suis montré impatient avec la dame qui devait me « ressusciter ». Ce fut donc un échec avant même que cela commence. Idem pour le plan B en la personne de Paris qui fait du décodage de mémoire prénatale. Un plan C n'a pas abouti non plus.

Je présente mes excuses pour les propos blessants que j'ai pu dire dans mon livre ainsi que l'agressivité que j'ai transmis.

Mon chapitre Médiums page 237 ne représente plus du tout ce que je pense, d'autant plus que j'ai appris que les prédictions méchantes que l'on m'avait faite étaient une supercherie faite par une amie qui se faisait passer pour médium.

J'ai lu un livre qui m'a converti directe, qui m'a donné la foi. Il m'a tout expliqué, la vie, la mort, pourquoi, comment.

C'est le livre des Esprits de Allan Kardec.
Je n'ai plus besoin de guérir et je suis dans le bonheur de Dieu.

Et je trouve femme.

Bruno

UN AN PLUS TARD…

Heu… ! J'ai écris la page précédente sous le coup de l'émotion.

Je suis revenue des « bondieuseries » et des expériences spirituelles. Cela ne m'intéresse plus. Ça aurait même tendance à m'énerver.

Cela ne colle pas avec la femme dont je parle. Je ne veux pas vivre avec elle. Mes sentiments se sont vite évaporés, de toute façon.

A suivre…

Aidez-moi à ce qu'il y en ait une, une suite.

Je suis figé, en ce moment. Figé comme emprisonné dans une boule de verre pleine translucide. Même si je fais avancer la boule dans ma vie, dans telle ou telle direction, moi, je reste à la même place dedans, dans la masse. Je vois tout ce qui se passe, mais je suis paralysé, malgré le mouvement de cette boule en verre.

Le syndrome de la boule de verre !

2009 Bruno Tourneur
Edition : Books on Demand GmbH, 12/14 rond-point des Champs Elysées, 75008 Paris, France.
Imprimé par : Books on Demand GmbH, Norderstedt, Allemagne.
Dépôt légal : octobre 2009
ISBN : 9782810615568